INHALT

Sabine Hauswald

Die SCHILDDRÜSE natürlich balancieren

Heilsame Massagen, Wickelanwendungen und Gesundheitscoaching für eine Schilddrüse in Balance

Schirner Verlag

Die Ratschläge in diesem Buch sind sorgfältig erwogen und geprüft. Sie bieten jedoch keinen Ersatz für kompetenten medizinischen Rat. Alle Angaben in diesem Buch erfolgen daher ohne Gewährleistung oder Garantie seitens der Autorin oder des Verlages. Eine Haftung der Autorin bzw. des Verlages und seiner Beauftragten für Personen-, Sach- und Vermögensschäden ist ausgeschlossen.

Dieses Buch enthält Verweise zu Webseiten, auf deren Inhalte der Verlag keinen Einfluss hat. Für diese Inhalte wird seitens des Verlages keine Gewähr übernommen. Für die Inhalte der verlinkten Seiten ist stets der jeweilige Anbieter oder Betreiber der Seiten verantwortlich.

Wir verzichten auf das Einschweißen unserer Bücher – **UNSERER UMWELT ZULIEBE!**

ISBN 978-3-8434-5180-2

Sabine Hauswald:
Die Schilddrüse natürlich balancieren
Heilsame Massagen, Wickelanwendungen und Gesundheitscoaching für eine Schilddrüse in Balance

Umschlag: Elena Lebsack, Schirner, unter Verwendung von # 1017273745 (© Antonio Guillem), # 1020561136 (© Chaban Oksana), # 132782366 (© Artishok) und # 291211643 (© schiva), www.shutterstock.com
Layout: Elena Lebsack, Schirner
Lektorat: Bastian Rittinghaus, Schirner
Printed by: Ren Medien GmbH, Germany

www.schirner.com

1. Auflage September 2019

VORWORT

Unsere Sprache kennt die Formulierung »etwas in die Hand nehmen«, was in zweifacher Bedeutung zu verstehen ist: Wenn wir etwas in die Hand nehmen, kümmern wir uns darum, suchen und finden Lösungen und erweitern dabei unseren Horizont. Wir sorgen für eine Verbesserung und dafür, dass wir die Kontrolle behalten. Zum anderen können wir etwas wörtlich in die Hand nehmen und uns mit Berührung und der Begabung unserer Hände um unseren Körper oder ein Organ kümmern, um einen heilenden Prozess zu unterstützen. Dieses Büchlein möchte Sie »an die Hand nehmen« und anleiten, sich aktiv Ihrer Schilddrüse zu widmen und diese zu berühren, zu massieren, sich selbst zu behandeln, um Ihre Schilddrüsengesundung und die Regeneration dieses so wichtigen Drüsen- und Hormonorgans anzuregen. Es soll Sie motivieren, sich für Ihre Schilddrüse zu engagieren und sie harmonisch in Ihr Körper- und Seelengefüge zurückzuführen.

Trotz der Vielzahl an Büchern über die Schilddrüse und etlicher Internetforen nehmen viele Betroffene Kontakt mit mir auf, die von ihren Behandlern immer noch gesagt bekommen, dass man bei Morbus Hashimoto nichts machen könne, dass die Erkrankung

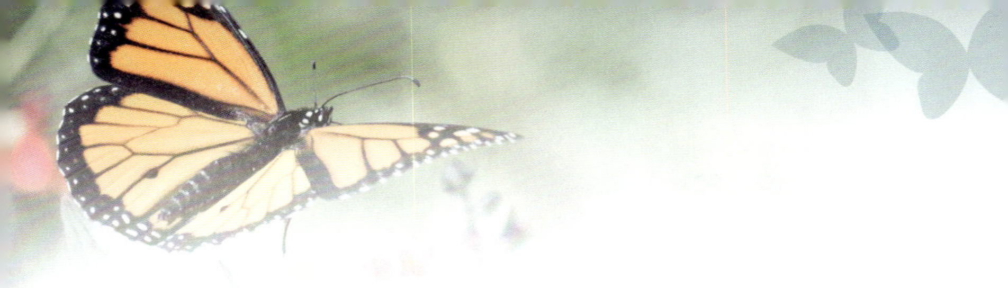

unheilbar sei, dass man einen Morbus Basedow nur mit Schilddrüsenblockern behandeln könne und dass die einzige Lösung bei einer knotig veränderten Schilddrüse deren Entfernung sei. Lassen Sie sich davon nicht in eine passive Rolle drängen – die vielen positiven Erfahrungen und Erfolge von Betroffenen sprechen eine andere Sprache: Die Regeneration Ihrer Schilddrüse ist möglich, sie kann sich erholen! Eine durch einen fulminant verlaufenen Morbus Hashimoto viel zu klein gewordene Schilddrüse mit starken Entzündungsprozessen kann wieder neue schilddrüsenhormonproduzierende Zellen bilden und zu neuer Größe wachsen. Knoten können sich auflösen – körperlich wie seelisch. Was es von Ihnen dazu braucht? Die Entscheidung, wieder vollkommen gesund zu werden, und das jeden Morgen aufs Neue, die Bereitschaft, dafür etwas zu tun, auch dies täglich. Kommen dazu die fachkundige praktische Anleitung, ein vertrauensvolles Behandler-Patienten-Team und Ihr unerschütterlicher Glaube, wird die Mission »Regeneration Schilddrüse« gelingen!

DAS SENSIBLE UND STARKE ORGAN
SCHILDDRÜSE

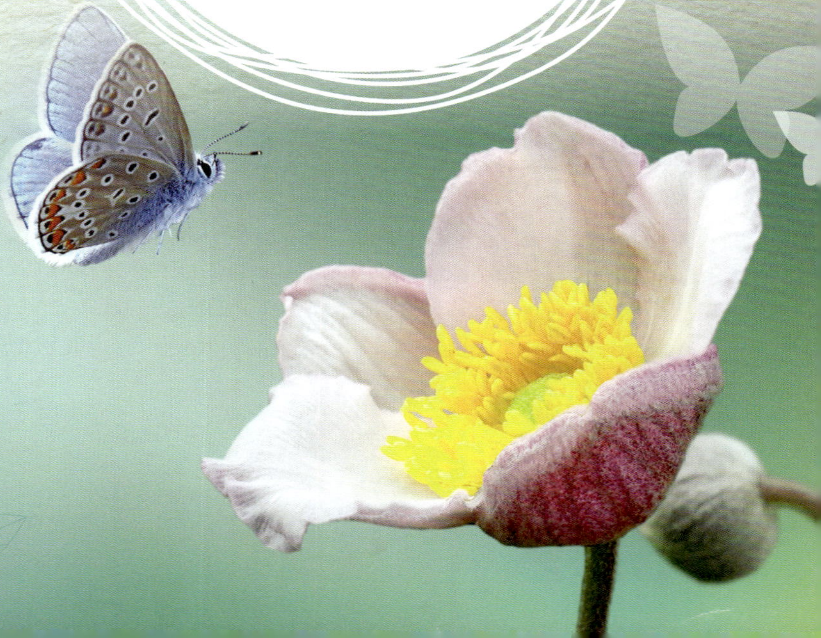

Die Schilddrüse ist ein sensibles Organ, das auf länger anhaltenden Stress, psychische Belastungen und seelische Verletzungen, hormonelle Schwankungen (in Pubertät und Schwangerschaft, bei der Geburt, während Stillzeit und Menopause), Darm- und Leberbelastung sowie auf Umweltfaktoren und toxische Stoffe (Pestizide, Weichmacher) stark reagiert. Gleichzeitig besitzt sie eine große Regenerationsfähigkeit. Sie kann sich von Belastungen, starken Entzündungsprozessen und Traumata erholen, wenn die richtigen Maßnahmen zum richtigen Zeitpunkt und in der richtigen Intensität eingesetzt werden und Sie Durchhaltevermögen zeigen. Ich will Ihnen Mut machen – auch nach einer langen Phase des Unverständnisses und einseitiger Behandlungsverfahren von ärztlicher Seite, in der es Ihnen nicht gut ging. Sie können aktiv etwas dazu beitragen, Ihre Schilddrüse wieder genesen zu lassen. Im besten Fall sind Sie offen für die körperlichen Techniken und Behandlungsformen, aber auch für den seelischen Prozess, den die Gesundung Ihrer Schilddrüse in der Regel ebenfalls benötigt. Dieses Organ in der Mitte unseres Halses wird auch als »Seelenorgan« bezeichnet. Es will Ihnen etwas zeigen, Sie auf etwas hinweisen, was Sie womöglich bisher nicht erkannt haben oder auch nicht sehen wollten.

Mit ihrer Schmetterlingsform hat die Schilddrüse eine »Signatur«, die uns aufzeigt, worum es in Bezug auf dieses Organ geht: ein Leben, in dem man sich vom Raupenzustand über die Phase im Kokon zu einem wunderschönen, farbenprächtigen Schmetterling transformiert und sich das Element Luft zu eigen macht. Ein Schmetterling fliegt von Blüte zu Blüte, um seine ganze Schönheit der Welt zu präsentieren und zur Verfügung zu stellen. Jeder, der ihn sieht, hält inne, wird still und bewundert ihn.

Durch ihre Lage unmittelbar vor dem Kehlkopf und damit vor der Luft- und der Speiseröhre hat die Schilddrüse einen Bezug zu dem Luftelement und der Lunge mit ihrem Gasaustausch. Geraten wir aus dem seelischen Gleichgewicht, schnürt uns das sprichwörtlich den Hals zu, und uns fehlt die Luft zum Atmen. Als Taktgeber im Stoffwechsel hat die Schilddrüse einen entscheidenden Einfluss auf unseren Grundumsatz und auf die Aufnahme und Umwandlung der Nährstoffe für unseren Organismus ähnlich wie der Lungenkreislauf auf den Sauerstoffaustausch. Die Leistungsfähigkeit unserer Schilddrüse entscheidet, wie das, was wir mit der Nahrung aufnehmen, aber auch das, was wir täglich erleben, verarbeitet und umgesetzt wird.

Neben dem Gehirn ist die Schilddrüse das selenreichste Organ. Diese Gemeinsamkeit lässt erkennen, welchen Bezug die beiden Organe

zueinander haben. Insbesondere die anthroposophische Betrachtungsweise des Menschen sieht die Schilddrüse als eine Art zweites Gehirn. Damit ist gemeint, dass wir dann klar und bewusst sind, vor allem in der seelischen Reife, wenn unsere Schilddrüse gesund ist. Das betrifft nicht nur den Intellekt, sondern auch eine kommunikationsstarke Ausdrucksweise mit einem scharfen Verstand und einer deutlichen Willenskraft, die dafür sorgen, dass wir unser Leben selbstbestimmt führen können.
An dieser Stelle soll es nicht um Diagnostik, Laboranalysen und andere Parameter gehen. Es ist mein Anliegen, Ihnen zu zeigen, wie Sie mit Zuversicht und Konsequenz die Gesundheit Ihrer Schilddrüse, Ihre wahrhaftige Kommunikationsfähigkeit und Ihren authentischen Selbstausdruck fördern, damit Ihr Leben atmet, frei wird und Sie die Energie eines Schmetterlings in Ihr Leben holen.

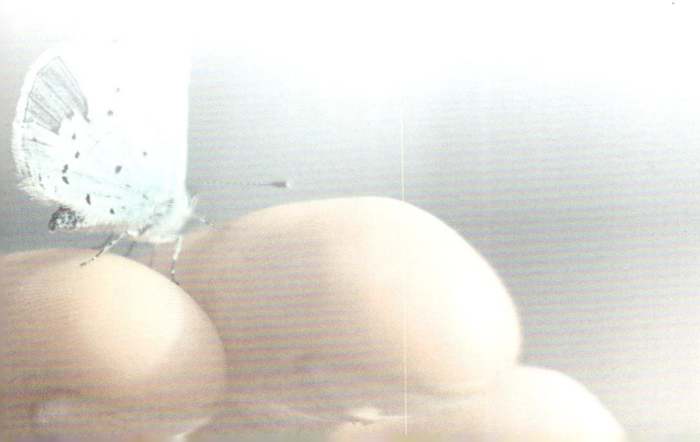

SCHILDDRÜSEN-FUNKTIONSSTÖRUNGEN – EIN AKTUELLER ÜBERBLICK

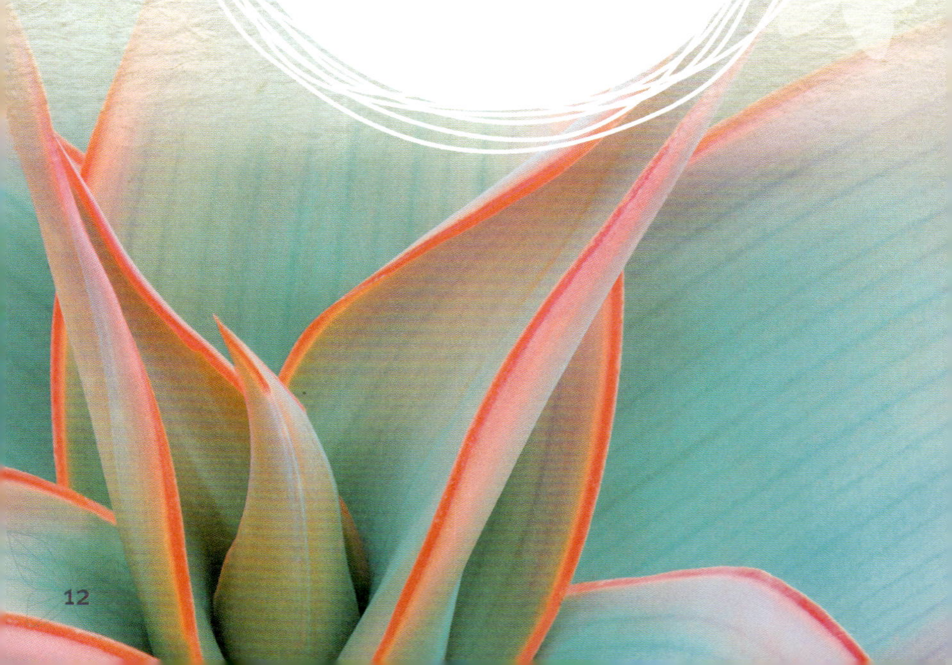

Dass insbesondere in den letzten 15 Jahren Schilddrüsenerkrankungen eklatant zugenommen haben, hat meiner Ansicht nach viel mit dem Bewusstseinssprung zu tun, der für jeden individuell und auch für die Gesellschaft als Ganzes ansteht. Wir Menschen werden auf die Schwingungserhöhung der Erde vorbereitet. Zudem wird die Drüse massiv durch unseren Lebensstil, den Zeitdruck und vor allem von mannigfaltigen Toxinen gefordert. Und sie benötigt eine feine Ausgewogenheit von männlichen und weiblichen Energien, um in Balance zu bleiben. Hier scheinen wir insbesondere beim Thema »Beziehungen« an einem wichtigen Wendepunkt unserer Zeit zu stehen. Die alten Modelle haben ausgedient, erwachende Menschen möchten keine gegenseitige Dominanz und Kontrolle mehr ausüben. Sie begeben sich auf die Suche nach besseren Optionen, die noch nicht verankert sind. Ein Miteinander auf Augenhöhe und die Wertschätzung der Unterschiede zwischen Mann und Frau sind hier wichtige Aspekte.

Die Schilddrüse ist eine von vielen wichtigen Drüsen im Körper. Diese wurden in der astrologischen und mittelalterlichen Medizin dem Planeten Venus und somit der Liebe, dem Weiblichem, der Schönheit und der Harmonie zugeordnet. Gleichzeitig weist der »Schild« in ihrem Namen auf Mars hin, den Kriegsgott. Er ist männlich, durchsetzungs- und willensstark und bietet sich und den Seinen Schutz. Die Schilddrüse schützt uns ebenso, wenn z. B. zu viel Jod in den Körper strömt, das ihn vergiften würde. Dann schließt sie die Tore, blockiert sich selbst und drosselt die Produktion der Schilddrüsenhormone, um der Toxizität entgegenzuwirken. Auf seelischer Ebene sorgen ihre Marskräfte dafür, dass wir uns deutlich ausdrücken, für uns einstehen und unser Leben selbstbestimmt führen können. Andererseits braucht es im Leben die Fähigkeit, nachgeben zu können, die Dinge offen auf sich zukommen zu lassen, Chancen zu nutzen und sich inspirieren zu lassen. Bei allen von Schilddrüsenfunktionsstörungen Betroffenen – insbesondere bei den beiden Autoimmunerkrankungen Morbus Hashimoto und Morbus Basedow – sehe ich genau hier die größten Dysbalancen. Daran, wie das Immunsystem bei diesen Erkrankungen außer Rand und Band gerät, kann man den Überschuss an Kriegs- und Kampfenergie von Mars überdeutlich erkennen. Hier stellt sich unweigerlich die Frage, was unser Immunsystem auch an Umwelt- und Strahlenbelastungen, Ernährung und toxischen Stoffen derart triggert, dass es Organzerstörungsprozesse wie die an der Schilddrüse einleitet. Der Japaner Dr. Hideaki Chihara hat errechnet, dass auf der Erde alle 2,6 Sekunden eine neue Substanz isoliert und synthetisiert wird und wir mit 50 Millionen verschiedenen Chemikalien konfrontiert sind. Wie soll sich unser Organismus da ohne Schäden anpassen? Das 21. Jahrhundert wird bereits als »Jahrhundert der Toxizität« bezeichnet.

Die Schilddrüse liegt mitten im Kehlkopfchakra, das nach Alberto Villoldo, einem südamerikanischen Schamanen, eine »Übergangsfunktion« innerhalb der Chakras innehat. Es hat bereits die Energie des Lichts und führt von den unteren vier Erdchakras nach oben zu den Himmelschakras. Hinter Schilddrüsenfunktionsstörungen liegt damit die Aufforderung, etwas »ans Licht zu bringen«, was gesehen, gelebt und kreiert werden will. Was könnte ein dringlicheres Thema für die Frauen in unserer Zeit sein – die deutlich häufiger als Männer Schilddrüsenfunktionsstörungen aufweisen –, als ihre Fähigkeiten und Talente und ihre Weisheit aktiver in diese Welt einzubringen? Hier sind Mut und Sichtbarkeit vonseiten der Frauen gefragt wie auch die Unterstützung der Männer. Frauen, die nicht bekommen, was sie sich wünschen, haben so ein Ventil und können ihren Frust nach außen entladen, statt ihn in Form von passiver Aggressivität gegen den eigenen Körper zu richten.

Im Folgenden finden Sie einen Überblick über die verschiedenen Schilddrüsenfunktionsstörungen. Es ist wichtig, dass Sie sie differenzieren können, um später die richtigen Maßnahmen zu ergreifen.

- Autoimmunerkrankungen: Morbus Hashimoto und Morbus Basedow
- entzündliche Schilddrüsenerkrankung: Thyreoiditis de Quervain
- Jodmangelkropf: euthyreote oder hypothyreote Struma
- Schilddrüsenknoten: heiß und kalt
- Schilddrüsenkrebs und Entfernung der Schilddrüse
- Symptomenkomplexe Hypothyreose, Hyperthyreose, Dysthyreose

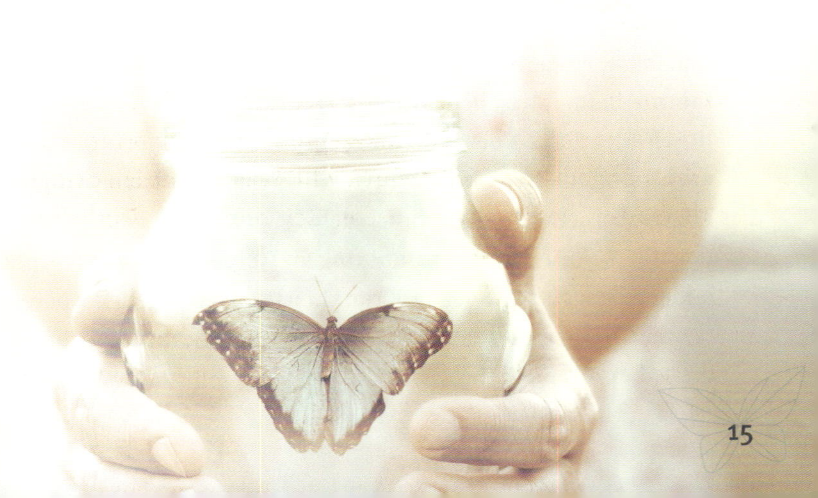

Autoimmunerkrankungen: Morbus Hashimoto und Morbus Basedow

Es gibt zwei Autoimmunerkrankungen, die die Schilddrüse betreffen. Es findet jeweils ein übermäßiger Angriff des Immunsystems auf das komplexe Organsystem der Schilddrüse statt, der sich in der ersten Akutphase in einer heftigen Entzündung der Schilddrüse äußert. Diese hat ein deutliches Krankheitsempfinden zur Folge und endet in sehr schweren Fällen mit der Zerstörung des Schilddrüsengewebes. Bei den Autoimmunerkrankungen handelt es sich nicht primär um eine Funktionsstörung der Schilddrüse, sondern um ein Geschehen im Immunsystem – oftmals mit Ursprung im Darm, denn dort befinden sich ca. 80 % unseres Immunsystems. Die Auswirkungen zeigen sich sekundär an der Schilddrüse, sie ist der Austragungsort des Angriffs. Die klassische Medizin steht diesen beiden und auch anderen Autoimmunerkrankungen nach wie vor relativ hilflos gegenüber.

Als auslösende Ursachen werden u. a. seelische Traumata, dauerhafter Stress, großer Leistungsdruck, ein Leaky-Gut-Syndrom (ein durchlässiger Darm), Gluten- und/oder Caseinunverträglichkeiten und eine Epstein-Barr-Virusinfektion (EBV) diskutiert. Der Zusammenhang zwischen Morbus Hashimoto und einer EBV-Infektion findet derzeit besondere Beachtung und wird meiner Meinung nach zu oft als Ursache verantwortlich gemacht. Ich sehe ihn in der Praxis viel seltener, als er beschrieben wird.

Bei allen Autoimmunerkrankungen werden Autoantikörper gebildet, die sich statt gegen Krankheitserreger gegen körpereigenes Gewebe richten und eine Entzündung von Organen wie der Schilddrüse hervorrufen.

Morbus Hashimoto

Beim Morbus Hashimoto – der am häufigsten auftretenden Schilddrüsenerkrankung in der heutigen Zeit – lassen sich die Autoantikörper TPO-AK (MAK) und Tg-AK (TAK) im Blut finden. Nach meiner Erfahrung mit vielen Patienten verläuft die Erkrankung in vier Phasen, die die jeweiligen Maßnahmen zur Genesung bestimmen.

Phase 1 ist die akute Entzündungsphase: Die Schilddrüse zeigt im Ultraschall deutliche Entzündungszeichen des Gewebes, die Anzahl der Autoantikörper ist stark erhöht, die Betroffenen fühlen sich schlapp und nicht mehr leistungsfähig. Der Hals ist berührungsempfindlich, manchmal auch gerötet, und oftmals weisen die Betroffenen eine Überfunktion der Schilddrüse auf, bei der viel zu viele Schilddrüsenhormone produziert und ins Blut abgegeben werden. Bei schweren Verläufen wird die Schilddrüse durch die Entzündung so stark geschädigt, dass Schilddrüsengewebe zugrunde geht und die normale Hormonproduktion nicht mehr gewährleistet ist.

Phase 2 ist die subakute Phase, in der sich die Symptome bessern und die Autoantikörperzahlen rückläufig sind. Hier zeigen sich häufig wechselnde Zustände zwischen Unter- und Überfunktion der Schilddrüse – dieser Wechsel wird als Dysthyreose bezeichnet. Eine Behandlung und Einstellung mit Hormongaben gestaltet sich in dieser Phase als besondere Herausforderung.

Phase 3 ist das Stadium des chronischen Morbus Hashimoto, in dem sich am Gewebe der Schilddrüse keine Entzündungszeichen mehr zeigen und oftmals nur noch sehr geringe Autoantikörperzahlen gemessen werden. Die Schilddrüse ist jetzt klein, manchmal auch knotig und hart, und nicht mehr in der Lage, ausreichend Schilddrüsenhormone zu produzieren und ins Blut abzugeben. Die

Patienten sind in der Regel mit L-Thyroxin® eingestellt, was manche gut vertragen, andere jedoch nicht, was u. a. an einer Jodüberempfindlichkeit liegen kann. Mit L-Thyroxin wird dem Körper Jod zugeführt, um die Hormonproduktion zu unterstützen und der Schilddrüse so eine Erholungsphase zu geben. Einige reagieren aber schon bei L-Thyroxin-Gaben von 25 µg sensibel und werden nervös, überdreht und weisen eine erhöhte Herzfrequenz auf. Diese Symptome sehen wie eine Überfunktionssymptomatik der Schilddrüse aus, weshalb in diesem Fall viele Therapeuten von einer »Reaktionsstarre« der Schilddrüse ausgehen, dass diese also nicht mehr in der Lage ist, auf Hormongaben mit einer Reduzierung der eigenen Hormonproduktion zu reagieren. Solch eine Empfindlichkeit von einer echten Überfunktionssymptomatik zu unterscheiden, ist die Kunst.

Als Fazit können wir festhalten, dass man sowohl Jod- als auch Hormongaben differenziert betrachten muss – jahrelang wurde von der klassischen Medizin vor Jodgaben bei Morbus Hashimoto gewarnt, weil sie die Krankheit aufflammen lassen könnten. Mittlerweile ist klar, dass eine verkleinerte, ausgebrannte Schilddrüse unbedingt Jod, den Grundstoff der Hormonsynthese, benötigt, um nicht noch weiter ins Defizit zu rutschen und eine Unterfunktion auszubilden. Trotzdem muss jeder Patient genau beobachtet werden: Ist er reagibel und kann seine Schilddrüse für den Heilungsprozess »in Kur« schicken, oder wird das L-Thyroxin ohne Eigenregulation »obendraufgesetzt« und ist damit des Guten zu viel? Nicht mehr anpassungsfähige Fälle benötigen andere Behandlungsansätze und eine Heilungsunterstützung ohne Jod.

Phase 4 umfasst die Remission der Schilddrüse. In dieser Phase regeneriert sich die Schilddrüse, nimmt wieder an Volumen zu und findet zu einer eigenständigen und ausreichenden Hormonproduktion zurück. Die Hormongaben können reduziert und schließlich abgesetzt werden. Diese Phase stellt körperlich wie seelisch die Überwindung und Meisterung der Erkrankung dar.

Morbus Basedow

Beim Morbus Basedow werden Autoantikörper (TRAK) gebildet, die sich gegen den Rezeptor des Thyreotropins, des schilddrüsenstimulierenden Hormons (TSH) aus der Hirnanhangsdrüse, richten. Diese Antikörper docken sich anstelle des TSH an die Rezeptoren an und gaukeln der Schilddrüse vor, sie wären TSH. Was folgt, ist eine massive Produktion der Schilddrüsenhormone, die den Blutkreislauf überschwemmen. Die Schilddrüse denkt, dass das Gehirn ihr diesen Befehl erteilt – dem ist aber nicht so: Der Befehl kommt aus dem Immunsystem. Die Funktion der Hirnanhangsdrüse wird somit umgangen. Die Folge ist eine Unterdrückung der Ausschüttung des thyreoideastimulierenden Hormons (TSH) aus der Hypophyse. Der TSH-Wert ist im Blut nicht mehr messbar. Vergleichbar ist dieses Geschehen mit der von der Hypophyse abgekoppelten Hormonproduktion bei autonomen Knoten, die man zumindest operativ entfernen kann. Beim Morbus Basedow, dessen Diagnose durch den Nachweis des TRAK gesichert wird, ist der erste Ansatz, die Hormonproduktion zu senken, indem man sogenannte Schilddrüsenblocker wie Carbimazol® oder Thiamazol® verabreicht. Je höher der TRAK-Wert, desto massiver und meist auch länger muss man in der Regel von außen eingreifen, um die Hyperthyreose zu regulieren. Es existieren auch Schilddrüsenblocker aus dem Pflanzenreich, z. B. Wolfstrapp *(Lycopus europaeus)*, und Lebensmittel wie Kohl, Tamarinde, Knoblauch, Bärlauch und Zwiebeln drosseln

ebenso auf natürliche Weise die Schilddrüsenaktivität. In schweren Fällen wird Patienten die operative Entfernung von Schilddrüsengewebe empfohlen.
Typisch für den Morbus Basedow ist die endokrine Orbitopathie, das übermäßige Heraustreten der Augäpfel. Die Entzündungsprozesse betreffen die Augen mit, die Augenmuskeln sowie das den Augapfel umgebende Fett- und Bindegewebe schwellen an und drücken diesen aus den knöchernen Augenhöhlen. Da das Herz unter der hohen Menge an Schilddrüsenhormonen leiden kann und ständig zu Höchstleistung angetrieben wird, ist eine zügige Behandlung angezeigt.

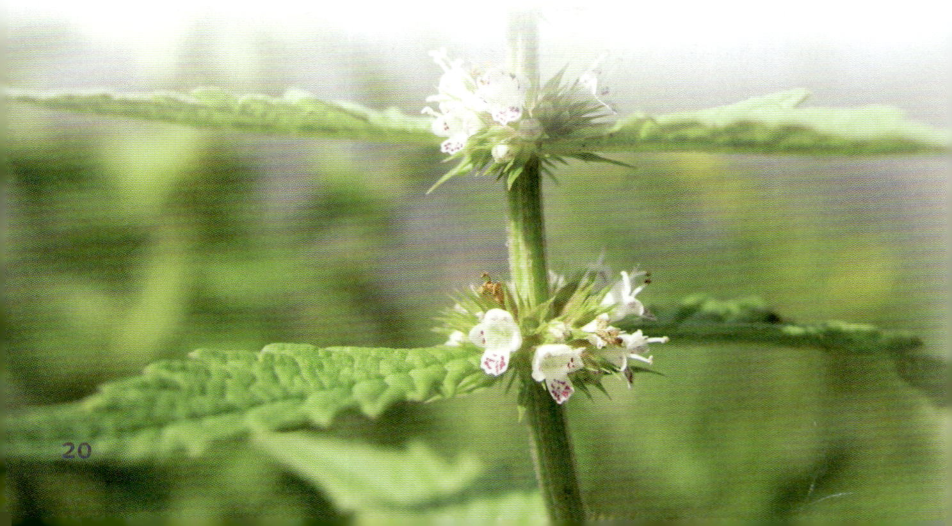

Entzündliche Schilddrüsenerkrankung: Thyreoiditis de Quervain

Die Thyreoiditis de Quervain, die nach dem Chirurgen Fritz de Quervain, der sie als Erster beschrieb, benannt wurde, stellt eine Sonderform der Entzündungen der Schilddrüse dar. Sie ist nicht mit einem Morbus Hashimoto zu vergleichen, auch wenn sie erst einmal sehr ähnliche Erscheinungsformen aufweist. Der Thyreoiditis de Quervain wird seit Langem nachgesagt, sie sei eine virale Entzündung der Schilddrüse. Es konnten aber bisher keine Viren identifiziert werden, die dafür verantwortlich wären. Das heißt nicht, dass es keine virale Entzündung ist, womöglich kann die Wissenschaft diese Viren nur noch nicht nachweisen. Sie ist aber auf keinen Fall eine bakterielle Entzündung, die auf Antibiotikagaben reagieren würde, doch das Immunsystem wird aktiv – und von etwas getriggert, was man noch nicht feststellen kann. In Abgrenzung zum Morbus Hashimoto zeigt die Thyreoiditis de Quervain eine Druckempfindlichkeit, manchmal Schmerzen beim Schlucken und eine Anschwellung der Schilddrüse und der Halslymphknoten. Sie kann granulomatöse, also bindegewebig veränderte, Stellen in der Schilddrüse zeigen bis hin zu Narbenverwachsungen bei schweren Fällen. Manchmal findet sich, eher bei den heftigeren Erkrankungen, auch weiches Gewebe mit Entzündungswasser. Die Blutsenkungsgeschwindigkeit (BSG) ist stark erhöht, wie man dies nur bei der Thyreoiditis de Quervain vorfindet, und es sind keine Autoantikörper im Blut. Gehäuft findet sich der Genotyp HLA-B35 bei De-Quervain-Betroffenen. Was dieser genetische Bezug im Detail bedeutet, weiß man heute noch nicht. Während hinter einer Morbus-Hashimoto- oder auch einer Morbus-Basedow-Erkrankung eine jahrelange, oft verborgene und unerkannte

Geschichte steht, stellt die Thyreoiditis de Quervain einen kürzeren Prozess dar, der, sobald er überwunden ist, ausgeheilt ist. Sie scheint etwas mit einer akuten Stockung im Lebensfluss zu tun zu haben, wohingegen die beiden Autoimmunerkrankungen der Schilddrüse darauf hinweisen, dass der Betroffene mit einer grundlegenden Änderung der Umstände in seinem Leben konfrontiert und oftmals seit Jahren damit beschäftigt ist. Die klassische Medizin behandelt die Thyreoiditis de Quervain mit Schmerzmitteln wie Ibuprofen® und meist auch mit Cortison – ansonsten stehen von dieser Seite keine Behandlungsoptionen zur Verfügung.

Mich selbst traf vor gut 20 Jahren eine Thyreoiditis de Quervain, die zunächst eine Abgrenzung von einem Morbus Hashimoto benötigte. Daran kann ich mich noch sehr gut erinnern. Ich hatte das Gefühl, mit einem grippalen Infekt krank zu sein, war schlapp und nicht mehr leistungsfähig. Meine Halsvorderseite schmerzte stark, und auch das Schlucken tat weh. In die Nähe meines Halses durfte niemand kommen. Dieser Zustand traf mich in einer Lebensphase, in der ich enorm viel arbeitete. Weil ich mich seit wenigen Jahren im Aufbau meiner Praxis befand, genehmigte ich mir viel zu wenig Pausen und Erholungszeiten, um bei Kräften und vor allem gut gelaunt zu bleiben. Oft fragte ich mich damals, ob das jetzt die nächsten Jahrzehnte so weitergehen sollte. Als meinem behandelnden Internisten klar wurde, dass meine Schilddrüsenentzündung eine Thyreoiditis de Quervain war, erhielt ich Cortison, um die Entzündung zu stoppen. Ich produzierte zu viele Schilddrüsenhormone und hatte Überfunktionssymptome. Hauptsächlich empfand ich eine ständige Unruhe, eine Art der Getriebenheit, die mich auch nachts keine Ruhe finden ließ. Ich stand förmlich im Bett, an Schlaf war nicht zu denken. Bis das Cortison wirkte, dauerte dieser Zustand an, der sehr schwer zu ertragen war. Als sich die Entzündung beruhigt hatte, kam ich in eine Phase der Erschöpfung. Meine Schilddrüse zeigte eine grenzwertige Unterfunktion, die sich aber bald wieder regulierte. Der Körper hatte zuvor so überdreht reagiert, dass ich nun wirklich Ruhe brauchte, um zu genesen – und er forderte diese lautstark. Mir war sehr schnell klar, dass sich in meinem Leben etwas grundlegend ändern musste. Ich buchte einen dreiwöchigen Urlaub am Meer, um zunächst von dieser heftigen Thyreoiditis zu gesunden, gönnte mir viel Schlaf, Zeit an der frischen Meeresluft, schwamm häufig und fasste einen Plan, wie es zu Hause und mit meiner beruflichen Tätigkeit weitergehen sollte. Als ich in mein Berufsleben zurückkehrte, stellte ich eine Mitarbeiterin ein und reduzierte mein Wochenpensum um 15 bis 20 Stunden. Ich plante bewusst Auszeiten für mich ein, notierte diese in meinem Kalender und wies meine Sekretärin an, mir diese Zeiten konsequent frei zu halten. Ich begann wieder mit dem Tanzen, einer länger vernachlässigten Leidenschaft von mir, und sorgte besser und aufmerksamer für mich selbst. Die Arbeit machte wieder Freude.

Alle drei entzündlichen Erkrankungen der Schilddrüse können mit Erfolg ergänzend naturheilkundlich bzw. alternativmedizinisch behandelt werden. Sie müssen sich Ihrer Schilddrüsenentzündung nicht hilflos ausgeliefert fühlen, sondern können, auch mithilfe dieses Buches, aktiv etwas dazu beitragen, zu gesunden.

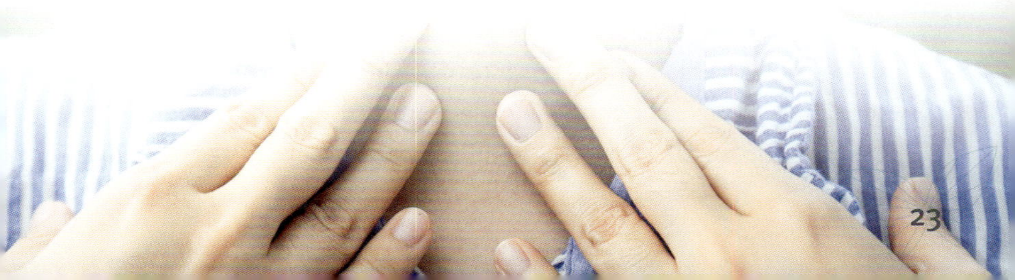

Jodmangelkropf: euthyreote und hypothyreote Struma

In den Alpenländern leben wir – anders als die Küstenbewohner – in einer jodarmen Gegend. Die großen Kröpfe von früher sieht man heute nicht mehr, auch dank der Anreicherung von Nahrungsmitteln und Tierfutter mit Jod seit den 1960er-Jahren. Diese führt jedoch nicht immer nur zu einer ausreichenden Versorgung, sondern durchaus auch manchmal zu einer Überdosierung, denn vielen ist gar nicht klar, wo überall Jod zugesetzt ist.

Bei einem Jodmangel kann die Schilddrüse die Hormone Tetrajodthyronin (T4) und Trijodthyronin (T3) nicht mehr herstellen. Der Körper versucht, den Mangel zu kompensieren, indem er neue hormonproduzierende Schilddrüsenzellen bildet. Diese nehmen dermaßen an Volumen zu, dass sie in einer Organvergrößerung der Schilddrüse sichtbar werden. Es handelt sich um eine eigentlich intelligente Handlungsweise des Körpers, die leider ins Leere läuft, weil sie keine Lösung für das fehlende Jod darstellt. Ein Jodmangelkropf kann in einer noch euthyreoten Situation auftreten, d. h., es werden gerade noch genügend Hormone produziert. Das ist aber meist nur vorübergehend der Fall, bleibt der Jodmangel bestehen. In der Regel endet ein Jodmangel in einer Unterfunktion, da die Schilddrüse nicht mehr in der Lage ist, genügend Hormone für die notwendigen Körperfunktionen zu produzieren. Zudem können Schluck- und Atembeschwerden aufgrund der Raumforderung des Kropfes am Hals auftreten. Aus diesem Grund wird vonseiten der klassischen Medizin zur operativen Teil- oder Ganzentfernung des Kropfes und der Schilddrüse geraten. Einen Kropf rückgängig zu machen, ist nicht unmöglich, bei großen Kröpfen allerdings deutlich schwerer, aber es benötigt Zeit und Geduld – deutlich mehr, als eine verkleinerte Schilddrüse zu neuem Wachstum anzuregen.

Neben einem Jodmangelkropf gibt es weitere Ursachen für eine Strumabildung: Nitrate, Medikamente wie Thyreostatika (Schilddrüsenblocker zur Behandlung eines Morbus Basedow) und Lithium, das bei bipolaren Störungen verabreicht wird. Auch im Rahmen einer Schilddrüsenentzündung kann es zu einer Kropfbildung kommen, häufig mit flüssigkeitsgefüllten Zysten.

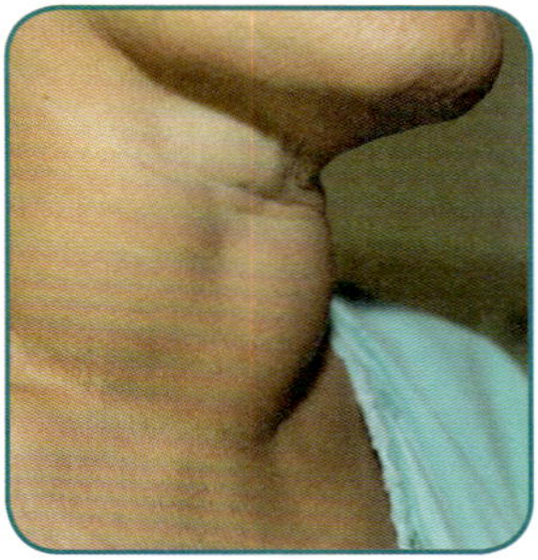

Jodmangelkropf

Schilddrüsenknoten: heiß und kalt

Gerade Schilddrüsenknoten werden von Ärzten oft zum Anlass für blinden Aktionismus genommen, um panisch zum Skalpell zu greifen. Dabei sind sie gut behandelbar. Jeder Schnitt in den Körper ist in gewisser Weise ein Trauma und sollte weise abgewogen werden, und ein Teil- oder Vollverlust des Schilddrüsengewebes bedeutet auch einen Verlust an Lebensqualität. Betrachten wir die Schilddrüse als Seelenorgan, durch das ein selbstbestimmtes Leben möglich wird, kommt eine Operation dem Abschneiden von Lebenslust, Freude und sinnlicher Lebenswärme gleich. Schilddrüsenoperierte berichten häufig, dass ihr Leben nicht mehr wie vor dem Eingriff sei und etwas Entscheidendes zu fehlen scheine. Dies sollte jeden Chirurgen auffordern, alle Alternativen zum Schnitt auszuschöpfen, um die Lebensqualität des Betroffenen zu erhalten bzw. wiederherzustellen.

Heiße Knoten

Es gibt bei den Knotenbildungen an der Schilddrüse zwei Erscheinungsformen: die heißen (Hormone produzierenden) und die kalten (nicht aktiven) Knoten. Heiße Knoten sind nie bösartig. Dennoch wird meist sofort die operative Entfernung diskutiert. In der Tat ist bei heißen Knoten eine andere Vorgehensweise als bei kalten Knoten geboten. Zunächst sollte per Szintigrafie und einer radioaktiven, in die Vene gespritzten Lösung festgestellt werden, ob eine autonome Schilddrüsenhormonproduktion – auch als autonomes Adenom bezeichnet – vorliegt. Ein Adenom macht unabhängig von der Schaltzentrale im Gehirn »sein eigenes Ding« und schüttet Hormone in das Blut des Betroffenen aus. Ist diese Hormonproduktion sehr ausgeprägt und leidet der Patient unter einer Hyperthyreose, sollte man in der Tat über eine Resektion (Teilentfernung) nachdenken. Neuerdings gibt es auch die Technik der Thermoablation, bei der die Knoten von außen mittels Wärme abgetragen werden. Hierzu kann ich noch keine Erfahrungen beitragen. Häufig wird die Schilddrüse zur Prophylaxe totaloperiert, also komplett entfernt. Die sinnvollere Option ist, das »heiße Areal« minimalinvasiv zu entfernen, sodass möglichst viel vom nicht betroffenen Gewebe bestehen bleibt. Im Anschluss kann der Betroffene angeleitet werden, sich seiner Schilddrüsengesundheit aktiv anzunehmen.

Kalte Knoten

Bei kalten Knoten wird oft chirurgisch eingegriffen, weil die verbreitete Meinung ist, dass eine Schilddrüse mit vielen kalten Knoten verlorenes Gewebe darstellt, das ebenso gut entfernt werden kann. Manchmal »verknotet« sich im Leben etwas und ist eine so große Herausforderung, dass wir uns womöglich nicht anders helfen können, als körperlich Knoten zu bilden. Manchmal verspannen sich auch unsere Muskeln und bilden sogenannte Myogelosen, kleine Verhärtungen. Sie werden uns nicht gleich herausgeschnitten, denn sie können behandelt werden und sich auch wieder auflösen. So sollten wir uns das mit den kalten Knoten auch vorstellen, die nur in etwa 5 % der Fälle krebsartig sind. Die Verhärtung und Verknotung kann sich wieder lösen, das unter Druck geratene Schilddrüsengewebe kann sich wieder entfalten und erholen. Doch einmal herausoperiert, ist es unwiederbringlich verloren und der Chance beraubt, die Herausforderung zu meistern und damit seelisches Wachstum anzuregen.

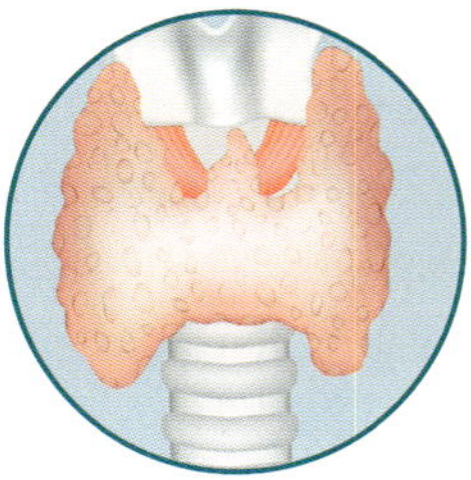

Gesunde Schilddrüse

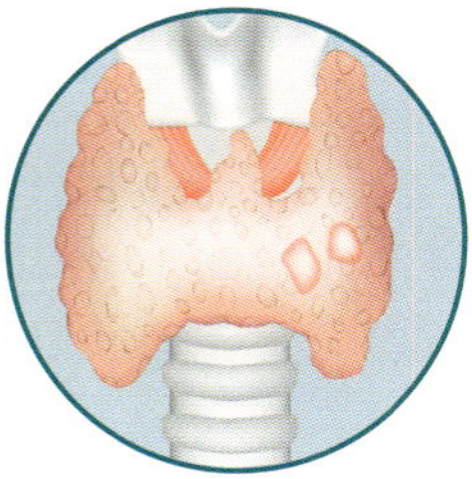

Knoten an der Schilddrüse

Schilddrüsenkrebs und Entfernung der Schilddrüse

Eine krebsartige Veränderung der Schilddrüse ist sehr selten. In diesem Fall muss natürlich sinnvoll und entschieden gehandelt werden. Doch ob auch dann immer die vollständige Entfernung der Schilddrüse erfolgen muss, darüber kann man nachdenken. Die Überlebenschancen beim Schilddrüsenkrebs sind – wird er früh entdeckt – sehr gut. Daher kann abgewogen werden, ob eine Teilentfernung des Organs gewagt werden und im Anschluss alles dafür getan werden kann, die Energie des Kehlkopfchakras zum Fließen zu bringen und dem Betroffenen die Chance zu geben, sein Leben so zu verändern, dass ein authentischer Selbstausdruck und das freie Kommunizieren seiner Wünsche und Anliegen möglich werden. Hier geht es darum, radikal das eigene Leben zu leben ohne falsche Rücksichtnahme. Krebs ist eine dramatische Diagnose und fordert den Betroffenen dazu auf, aus der Dramatisierung auszusteigen und die Fülle und Freude des Lebens zu erlauben und zu genießen.

Grundsätzlich erfordert die Entnahme der kompletten Schilddrüse – aus welchen Gründen auch immer – eine lebenslange Substitution der Schilddrüsenhormone. Ob man sich auf eine klassische L-Thyroxin®-Behandlung einlässt oder eine Substitution mit getrocknetem Schweineschilddrüsenextrakt (»natural disseccated thyroid«, NDT) ausprobiert, sollte abgewogen und mit einem erfahrenen Arzt und/oder Heilpraktiker besprochen werden.

Symptomenkomplexe Hypothyreose, Hyperthyreose und Dysthyreose

Ich habe bereits häufiger die Symptome der Unter- und der Überfunktion erwähnt sowie die Dysthyreose, womit ein Wechsel zwischen beiden Symptombildern bezeichnet wird. Damit Sie Ihre eigenen Symptome besser einordnen können, führe ich an dieser Stelle die Anzeichen detailliert auf.

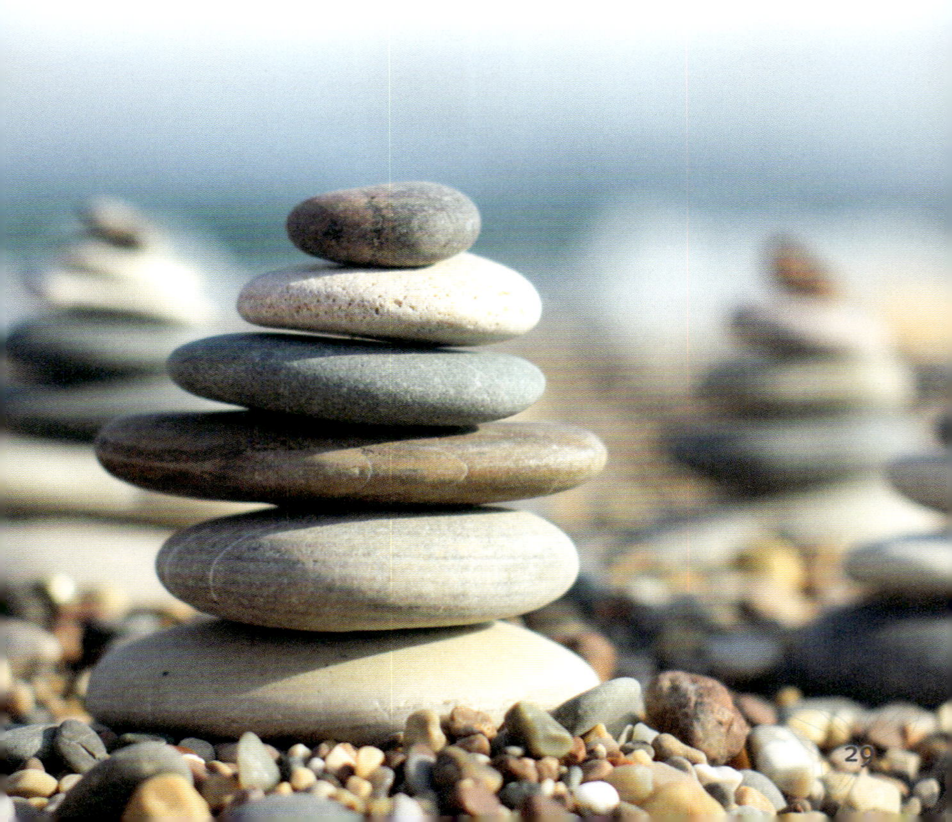

Besteht eine **Unterfunktion (Hypothyreose)** längere Zeit, können sich folgende körperliche Zustände manifestieren:

- Eisenmangelanämie
- hormonelle Störungen wie Dysmenorrhoe, Menorrhagie, Abort, Fertilitätsstörungen
- Bluthochdruck, Arteriosklerose, Störungen des Knochenstoffwechsels
- erhöhte Infektanfälligkeit
- Hauterkrankungen wie Akne, Furunkulose, Impetigo, Ichthyose, Lupus erythematodes, Psoriasis
- Obstipation
- Hyperlipidämie, Hyperurikämie
- rheumatische Erkrankungen
- Migräne und Kopfschmerzen
- Minderwuchs, geistige Retardierung und andere Entwicklungsstörungen
- ADS/ADHS und Konzentrationsstörungen
- Depression, Halluzinationen, Gereiztheit und andere psychische Symptome
- Müdigkeit, CFS (Chronic Fatigue Syndrome), Burn-out
- Myxödem
- Übergewicht
- Fettleber
- Libidoverlust
- schlechte Wundheilung
- Energiemangel, Antriebslosigkeit
- brüchige, weiche Nägel (Quer- bzw. Längsrillen)
- trockene, rissige Haut
- brüchiges, widerspenstiges, trockenes Haar und Haarausfall
- raue, heisere Stimme
- Schwellungen an Augenlidern und Zunge aus unersichtlichem Grund
- extreme Schmerzhaftigkeit des Rippenknorpels (die durch orale Jodgabe sofort besser wird)
- Symptome, die sich bei Kälte verschlimmern und bei Wärme bessern

Liegt eine **Überfunktion (Hyperthyreose)** der Schilddrüse vor, kann dies mit folgenden Auswirkungen einhergehen:

- Schlafstörungen
- Nervosität
- Gereiztheit
- Ängste/Panikattacken
- Schluckbeschwerden
- Enge-/Druckgefühl am Hals
- Herzrasen/Herzklopfen
- Herzrhythmusstörungen
- Vorhofflimmern
- Bluthochdruck
- Vergesslichkeit
- Konzentrationsstörungen
- Zittern
- Schwindel
- vermehrtes Schwitzen/ Schweißausbrüche
- Hitzewallungen
- Heißhunger
- gesteigerte Nahrungsaufnahme
- Gewichtsverlust
- Durchfälle/häufiger Stuhlgang
- warme und feuchte Haut
- Muskelschwäche
- Knochenerweichung (Osteopenie/Osteoporose)
- Unfruchtbarkeit
- Zyklusstörungen
- emotionale Instabilität (»nah am Wasser gebaut«)

Das Kardinalsymptom der Hypothyreose ist die Hypothermie, also ein Absinken der Körpertemperatur. Broda Barnes, ein amerikanischer Arzt, gab die axilläre Messung (in der Achselhöhle) der Basaltemperatur noch im Liegen direkt nach dem Aufwachen als günstige und äußerst verlässliche Methode an, eine Unterfunktion der Schilddrüse zu diagnostizieren. Idealerweise sollte die Temperatur bei 36,4–36,8 °C liegen. Führen Sie die Messung über einen Monat lang durch. Sollten Sie den Verdacht haben, dass Ihre Schilddrüse nicht ausreichend arbeitet, haben Sie damit ein einfaches Tool zur Hand, mehr Klarheit zu erlangen.

DIE HORMONELLE ACHSE UND DIE ROLLE DER SCHILDDRÜSE

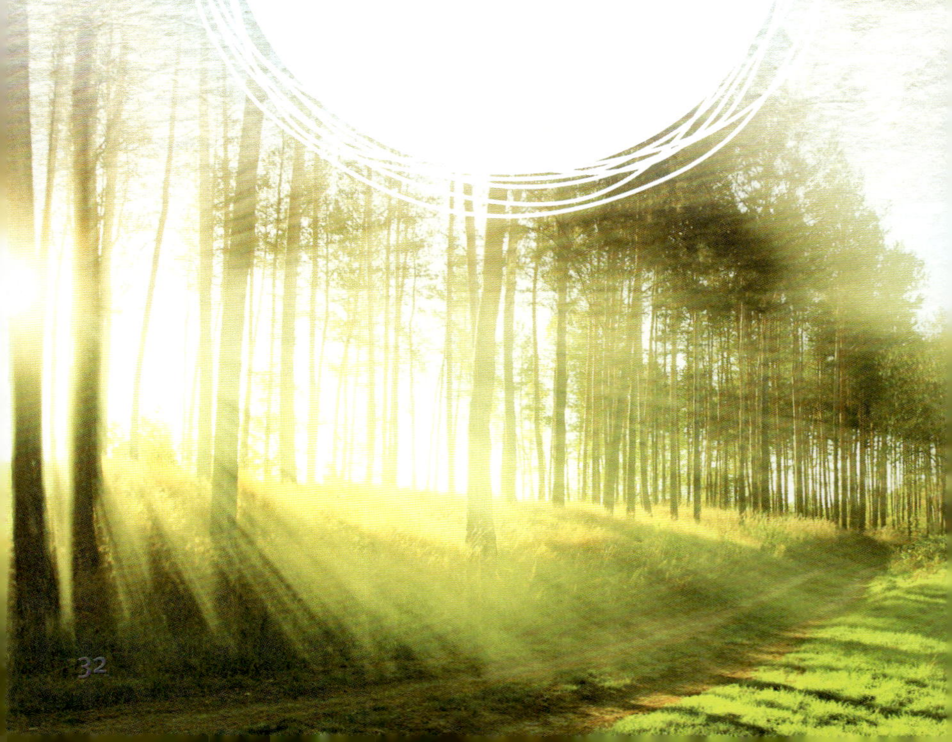

Keine Hormondrüse steht im Körper für sich allein. Ihre Aktivitäten sind untereinander verbunden und bedingen sich gegenseitig. Ein Beispiel illustriert das sehr schön: Wenn wir Stress haben, wird neben Adrenalin und Noradrenalin reichlich Cortisol aus der Nebennierenrinde ausgeschüttet, was zur Folge hat, dass die Rezeptoren auf den Zellen, an denen auch die Schilddrüsenhormone andocken, davon besetzt werden. Die Schilddrüsenhormone haben das Nachsehen, kursieren weiter im Blut, ohne ihre Funktion ausfüllen zu können. Hier spricht man von einer funktionellen Schilddrüsenunterfunktion. Das Gehirn registriert, dass die Produktion in der Schilddrüse heruntergefahren werden kann, da im Blut ja ausreichend Hormone vorhanden sind. Dadurch kann es als Reaktion auf einen hohen Cortisolspiegel zu einer Unterversorgung mit Schilddrüsenhormonen kommen – zumindest vorübergehend, bis die Rezeptoren wieder für die Schilddrüsenhormone frei werden. Bei Befindlichkeitsstörungen und Beschwerden ist man – auch als Behandler – oft geneigt, den Blick erst einmal auf ein einzelnes Organ, eine bestimmte Drüse zu richten, was für eine erfolgreiche Behandlung jedoch hinderlich sein kann. Die Kunst besteht in der Tat darin, das gesamte Hormonsystem im Blick zu behalten, um unterscheiden zu können, ob ein Organ wie die Schilddrüse primär oder sekundär betroffen ist.

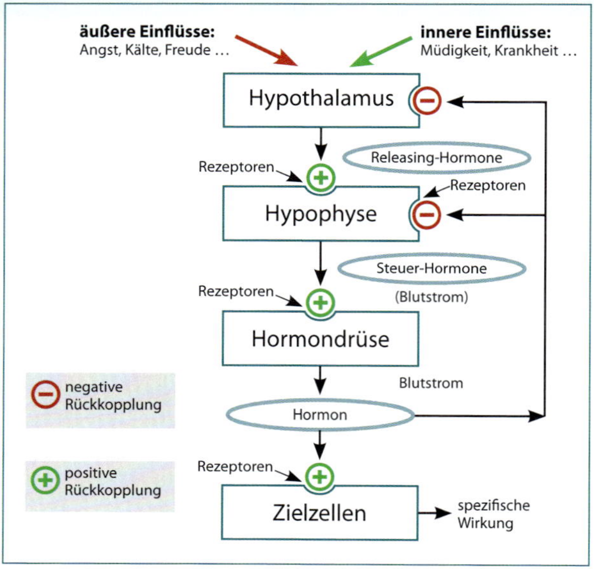

Die hypothalamisch-hypophysäre Achse, wie die Verbindung der Haupthormondrüsen bezeichnet wird, umfasst neben der Hypophyse (Hirnanhangsdrüse) und dem Hypothalamus (eine Region im Zwischenhirn) die Schilddrüse, die Nebennieren und die Geschlechtsdrüsen, also die Eierstöcke bei der Frau und die Hoden beim Mann. Alle Drüsenorgane auf dieser Achse unterliegen einer Feedbackschleife, über die sie in ihrer Hormonproduktion und -ausschüttung in die Blutbahn herauf- oder heruntergeregelt werden – je nach Bedarf. Es gibt auch Drüsenorgane im Körper, die nicht dieser Steuerung unterliegen, z. B. die Bauchspeicheldrüse und die Thymusdrüse. Sie reagieren auf andere Faktoren, z. B. auf den Zuckerspiegel im Blut oder auf immunsystemrelevante Auslöser wie Infektionen.[1]

1 Mehr dazu lesen Sie in meinen Büchern »Hormone bewegen mein Leben« und »Auch Männer haben Hormone«.

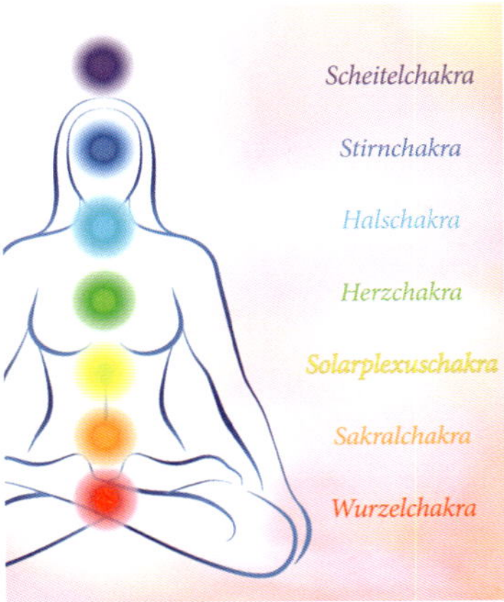

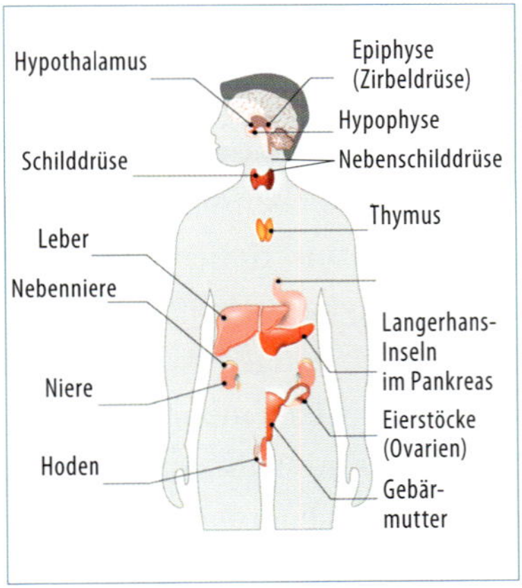

Genauso, wie eine erhöhte Cortisolausschüttung die Schilddrüsenfunktion beeinflussen kann, kann umgekehrt eine schwache Schilddrüse eine Nebennierenschwäche oder Nebenniereninsuffizienz bedingen: Der morgendliche Cortisolwert ist niedrig und fällt im Laufe des Tages noch weiter ab. Hypothyreose ist sogar die häufigste Ursache für eine Nebennierenschwäche. Wird nachts zu wenig T3 – das aktive Schilddrüsenhormon – ausgeschüttelt, äußert sich dies durch einen reduzierten Stoffwechsel der Nebennieren. Häufig treten dann Schlafstörungen auf, begleitet von mehrfachem Aufwachen und einem nur leichten Schlaf. Betroffene haben meist einen niedrigen Blutdruck, der morgens durch das Aufstehen und durch körperliche Betätigung noch weiter abfallen kann. Schwindelgefühle und Ohnmachtsanfälle treten auf, wenn der Blutdruck sehr weit abfällt. Doch es gibt verschiedene Formen von Stressfolgen und Erschöpfung, die man anhand der Beschwerden und der Beziehungen zu den Drüsenorganen sehr genau differenzieren muss, damit der Betroffene richtig behandelt wird. Häufig wird die Nebenniere auch durch die einsetzenden Wechseljahre – nicht nur bei der Frau – und den damit einhergehenden natürlichen Rückgang der Geschlechtshormone beeinflusst. Allgemein kommt es in diesen Lebensjahren zu einer verminderten Stoffwechselkraft, die Enzymfunktionen lassen nach, und zusammen mit der Sexualdrüsentätigkeit schwinden auch die Kräfte der Nebennierenrinde. Dem gleichzeitigen Ausgleich der vielen verschiedenen Defizite ist die Drüse nicht mehr gewachsen. Ein weiterer Auslöser für eine Nebenniereninsuffizienz ist ein längerer oder immer wiederkehrender Gebrauch des Medikamentes Cortison, der die eigenständige Hormonproduktion der Nebenniere durch die Zufuhr von außen drosselt. Die Drüse wird »faul«. Dies kann ein fataler Kreislauf sein, wenn bei Neurodermitis, Pollenallergie, Asthma oder Colitis ulcerosa die verschriebenen Cortisonsalben, -sprays und -tabletten die ursächliche Schwäche der Nebenniere weiter verstärken. In seltenen Fällen können auch Autoimmunprozesse an der Nebenniere das Organ schwächen (im Blut findet sich dann NN-AK), oder die Nebenniere kann durch Vorgänge an Hypothalamus und Hypophyse (Traumata, Tumor, Bestrahlung, Schlaganfall mit plötzlicher Blutunterversorgung der Gehirnareale u.a.) sekundär wie tertiär insuffizient werden.

Das Gegenstück zur Nebenniereninsuffizienz ist die Nebennierenreizung, die eine Überfunktion der Drüse – meist über einen längeren Zeitraum – zur Folge hat. Hierin äußern sich die permanente Überforderung und der Leistungsdruck unseres modernen Lifestyles. Viele Menschen kommen heutzutage zumindest an die Grenze einer solchen Reizung. Brennt die Kerze, das Lebensfeuer, völlig nieder, geht die Reizung in eine Schwäche über – dies zeigt sich dann in den gesteigerten Fällen eines Burn-outs. Die Nebennierenreizung ist erkennbar an einem hohen Cortisolspiegel morgens, der oft auch nachts dauerhaft hoch bleibt und die Nebenniere überanstrengt. Sie läuft quasi auf Dauerbetrieb ohne Pause. Das Ziel sollte sein, eine Nebennierenerschöpfung und -schwäche zu vermeiden. Bereits während einer Reizung mit dauerhaft hohen Cortisolspiegeln reagiert auch die Schilddrüse und ist, schneller als die Nebennieren selbst, mit einer reduzierten Hormonproduktion samt all ihren Auswirkungen konfrontiert. Hier muss primär die Nebennierenreizung behandelt werden, dann bekommt auch die Schilddrüse wieder Auftrieb.[2]

Die Besonderheit der Schilddrüse im Hormonsystem ist, dass sie die Chefrolle innerhalb der Drüsen innehat und jene auch bewusst und intelligent einnehmen kann. Sie ist selbst in Notsituationen noch in der Lage, zu reagieren, z. B. bei einem Jodüberschuss im Körper, und sie ist wie kein anderes Drüsenorgan fähig, ihre »Kollegen« zu einem guten oder besseren Funktionieren anzuregen. Mit ihren Hormonen sorgt sie für die Grundregulation von Wärme und Feuchtigkeit im Körper. Diese Qualitäten sind auch die Basis für das bestmögliche Wirken der Geschlechtshormone. Die Eierstöcke, die Hoden, die Brustdrüsen, die Gebärmutter und die Prostata profitieren von einer starken Schilddrüse. Im Klimakterium und an den beginnenden Alterungsprozessen sind die organischen Auswirkungen zu sehen: Wenn wir matt aussehen, fahl und grau im Gesicht sind und uns zunehmend alt fühlen, hat das viel mit einer nicht gut arbeitenden Schilddrüse zu tun. Durch eine starke Schilddrüse werden wir Individuen, können unser Leben selbstbestimmt entfalten – wir be-

2 Ihren Cortisolspiegel überprüfen Sie am besten mit einem 24-Stunden-Profil im Speichel.

kommen Flügel. Sie ist ein Spiegel unserer Seele. Für wen das nicht leicht nachzuempfinden ist, sehe sich Menschen an, die mit einer nicht funktionstüchtigen Schilddrüse geboren wurden. Ich durfte vor gut einem Jahr eine 25-jährige Frau mit Kretinismus (einer angeboren nicht ausreichend funktionsfähigen Schilddrüse) behandeln. Sie war geistig auf dem Stand einer Achtjährigen, emotional und sozial nur sehr eingeschränkt fähig, eine Beziehung zu einem anderen Menschen aufzubauen, minderwüchsig, sehr zart in ihrem

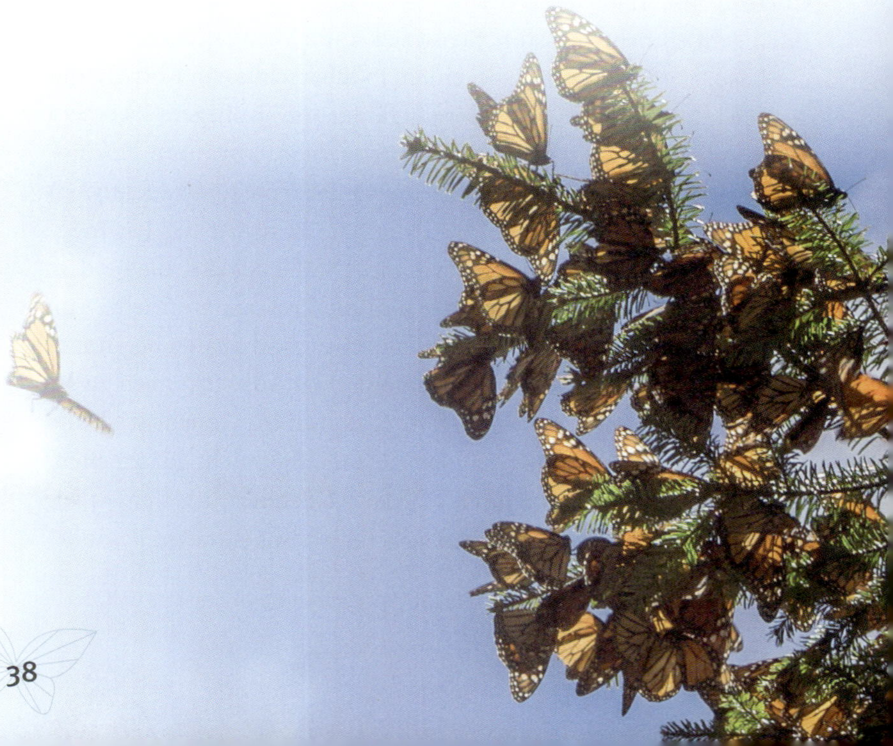

Körperbau und nicht in der Lage, ihr Leben selbstständig zu führen. Durch die Begegnung mit ihr, für die ich sehr dankbar bin, wurde mir nochmals eindringlich die enorme Bedeutung einer gesunden Schilddrüse vor Augen geführt. Sie zu begleiten, hat mich darin bestärkt, mich weiter für die Menschen, die unter Schilddrüsenfunktionsstörungen leiden, zu engagieren und für die Gesundheit dieses so einzigartigen und essenziellen Organs zu wirken. Damit wir uns alle entfalten wie ein schöner Schmetterling!

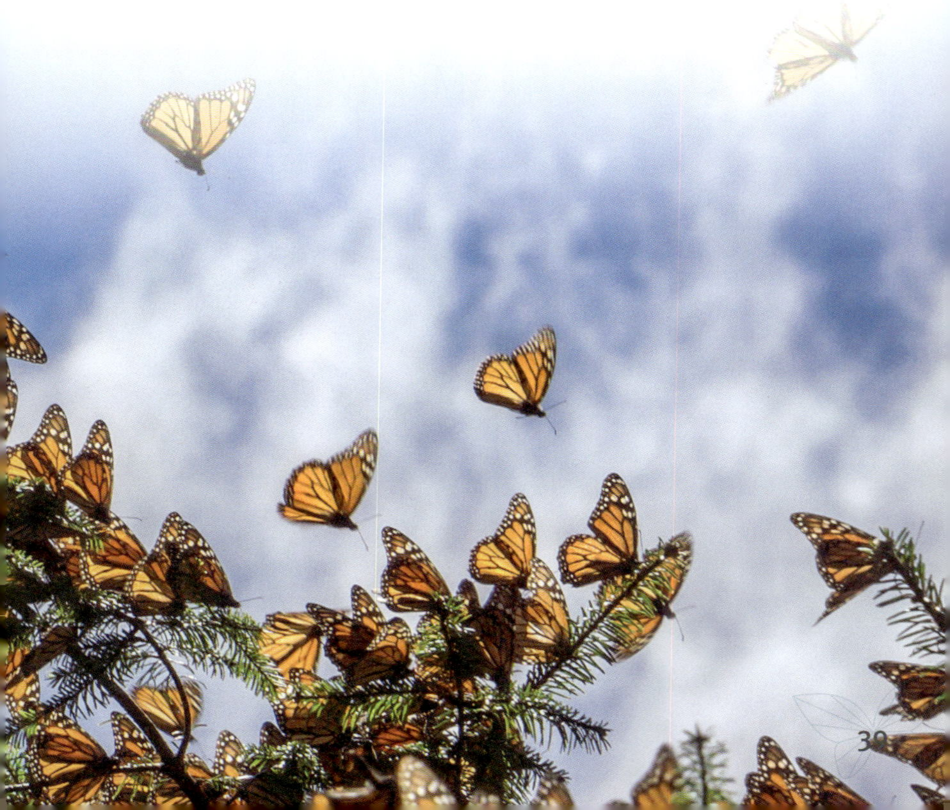

DIE LEBER UND DIE **SCHILDDRÜSE** – ZWEI STARKE TEAMPLAYER

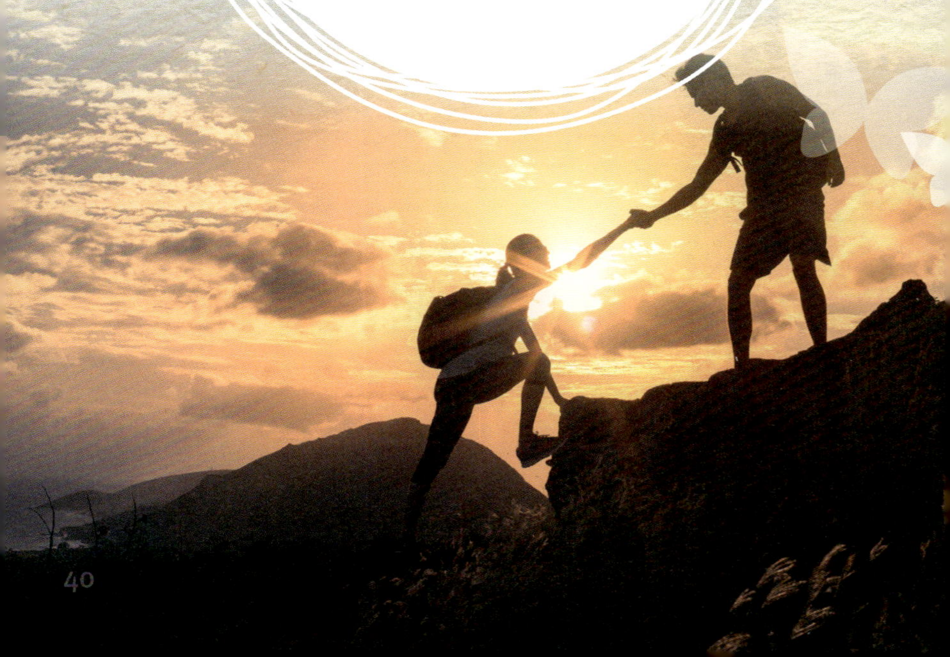

Auf seelisch-geistiger Ebene sind die Organe Leber und Schilddrüse eng miteinander verbunden, auch wenn sich das auf den ersten Blick nicht gleich erschließt. Martin Sage, ein amerikanischer Psychologe, der insbesondere auf dem Konzept der positiven Psychologie nach Abraham Maslow eine einzigartige Coachingmethode begründete und damit seit den 1990er-Jahren sehr heilsam wirkt, hat einem nicht geöffneten Kehlkopfchakra und damit auch Schilddrüsenfehlfunktionen Zustände einer gewissen Enge und Erstarrtheit zugeordnet. Zu dieser Erkenntnis ist er durch die Begleitung Tausender Klienten mit seiner Coachingmethode gelangt. Ich kann diesen Zusammenhang durch die Begleitung meiner Schilddrüsenpatienten in den vergangenen 20 Jahren bestätigen, jedenfalls bei denen, die sich seit vielen Jahren in einer manifesten Unterfunktion befinden. Die Anthroposophen bezeichnen diese als »das Einschlafen der Seele«, was sich in Form von Enge, Unbeweglichkeit und Dumpfheit mit der Ansicht Martin Sages deckt. Diese Erstarrtheit aufzubrechen, zurück zu einem lebendigen Dasein zu finden, ist sicherlich eine wesentliche Aufgabe der Betroffenen, so unterschiedlich die individuellen Ausprägungen sein mögen.

Hier kommt die Leber ins Spiel, die in der Traditionellen Chinesischen Medizin für die Emotionen Wut und Ärger steht. Wut aktiviert Energie im Übermaß, was als »Leberfeuer« bezeichnet wird. Dieses ist feurig, aggressiv und sorgt bei einer Hashimoto-Thyreoiditis für fulminante Entzündungsprozesse. Aufgestautes, Unterdrücktes, nicht gelebtes Leben, Wut und Ärger suchen sich im Feuer der Entzündung ein Ventil, wenn sie nicht anderweitig integriert bzw. transformiert werden können. Hier findet sich nach meiner Wahrnehmung eine der Erklärungen dafür, weshalb in zehn Fällen von Morbus Hashimoto neun Frauen betroffen sind.

Wir leben jetzt zum ersten Mal in einer Generation, in der ein wirklich selbstbestimmtes und freies Leben für Frauen möglich ist, auch wenn das noch nicht auf allen Ebenen vollends verankert ist. Die führende Emotion bei Frauen ist die Wut – worüber auch immer. Sicherlich auch darüber, dass sie das Geschlecht sind, das sich eher für alle anderen zurücknimmt: für die Karriere des Mannes, für die Bedürfnisse der Kinder, Eltern und Schwiegereltern. Die Rolle der perfekten Ehefrau und Mutter sowie der braven Tochter ist gesellschaftlich implementiert und schwer aus unseren Zellen auszutreiben. Das kann frau wütend machen, wenn darüber die Selbstfürsorge, Zeit und Muße für das eigene Leben, für die eigenen Talente zu kurz kommen. Dass sich diese traditionelle Konditionierung als massenhafte Krankheitsmanifestation in Form einer Hashimoto-Thyreoiditis »entlädt«, ist gut, auch wenn es sicherlich nicht die einfachste Lösung ist. Die gesundheitliche Herausforderung birgt jedoch eine riesige Chance für jede betroffene Frau (und natürlich auch jeden Mann), das eigene Leben auf den Prüfstand zu stellen, die gewohnten Rollen zu betrachten, zu ändern oder abzulegen, um das »Feuer des Lebens« für statt gegen sich und den eigenen Körper zu nutzen.

Betrachten wir die körperlichen Funktionen der Leber, unseres größten und aufgabenreichsten Entgiftungs- und Stoffwechselorgans, erkennt man den engen Zusammenhang mit der Schilddrüse auch von dieser Seite. Allein ihre immense Rolle im Steroidhormonstoffwechsel und beim korrekten metabolischen Abbau der Östrogene zeigt, wie stark die Schilddrüse und die Leber verbunden sind. Haben wir eine Östrogendominanz im Körper, ist die Leber doppelt gefordert, das Östrogen ausscheidungsfähig zu machen und damit auch die Schilddrüse zu entlasten. Eine Östrogendominanz stört die Funktion der Schilddrüse ebenso wie den Zucker- und den Fettstoffwechsel. Im Rahmen der Regelung des Grundumsatzes sind diese auch Aufgaben der Schilddrüse.

Anhand von Eisen- und Cholinesterasewert (CHE) kann auf die Tätigkeit von Leber und Schilddrüse gleichermaßen geschlossen werden. Sie machen das ungestüme »Leberfeuer« und auch Erstarrungsprozesse im Labor sichtbar.[3] Ich lege bei jedem Schilddrüsenpatienten den Fokus mit auf die Leber, denn ich bin fest davon überzeugt, dass eine gesunde Schilddrüse nur mit einer Entlastung und Pflege der Leber einhergehen kann. Beide Organe verbindet ihre Anfälligkeit für Toxine. Die Schilddrüse nimmt Toxine aus der Umwelt und aus der Nahrung wie ein Schwamm auf. Funktionsstörungen gehen daher auch auf das Konto der Giftansammlung im Körper. Hierbei sind die Menge und die Art der Schadstoffe entscheidend. Die Schilddrüse ist wie ein Gradmesser dafür, was für unseren Organismus noch zu verarbeiten und zu entgiften ansteht. Die Leber als unsere körpereigene »Chemiefabrik« entgiftet nahezu rund um die Uhr mit Höchstleistung. Es liegt daher nahe, dass wir, wenn zu viele Toxine in unserem Körper kursieren, auch giftig in unserem Ausdruck und Verhalten werden.

Verschiedene natürliche Maßnahmen und Heilmittel zur Unterstützung und Entgiftung stehen uns zur Verfügung. Den Leberwickel erlebe ich immer wieder, auch an mir selbst, als äußerst wertvoll.[4] Darüber hinaus reagiert die Leber sehr gut auf diverse gelbe Pflanzen wie Löwenzahn *(Taraxacum officinale)*, Schöllkraut

---

3 Ausführliche Beschreibungen und Ansätze, um sowohl das Feuer zu löschen als auch aus Erstarrung und Enge auszubrechen, finden Sie auch in meinem Buch »Die Schilddrüse – Funktionsstörungen ganzheitlich begegnen«.

4 Sie finden auf S. 84 eine einfache Anleitung dazu.

(Chelidonium majus), gelben Enzian *(Gentiana lutea)* und Kurkuma *(Curcuma longa)*, um nur einige zu nennen. In Bitterelixieren finden diese sich fein komponiert. Glutathion ist ein hochwirksames Antioxidans und kann, wenn eine intensive Unterstützung der Leber notwendig ist, für das Ankurbeln ihrer Entgiftungsleistung und auch für die Steigerung der mitochondrialen Fähigkeiten gegeben werden. Die intravenöse Verabreichung ist hier oft die beste Wahl. Neuerdings gibt es auch Curcumin-Infusionen, die eine interessante Ergänzung darstellen. Wie sich ein erfolgreiches Behandlungskonzept für Sie zusammensetzen lässt, sollten Sie im Team mit Ihrem Heilpraktiker und dem Arzt Ihres Vertrauens ausarbeiten.

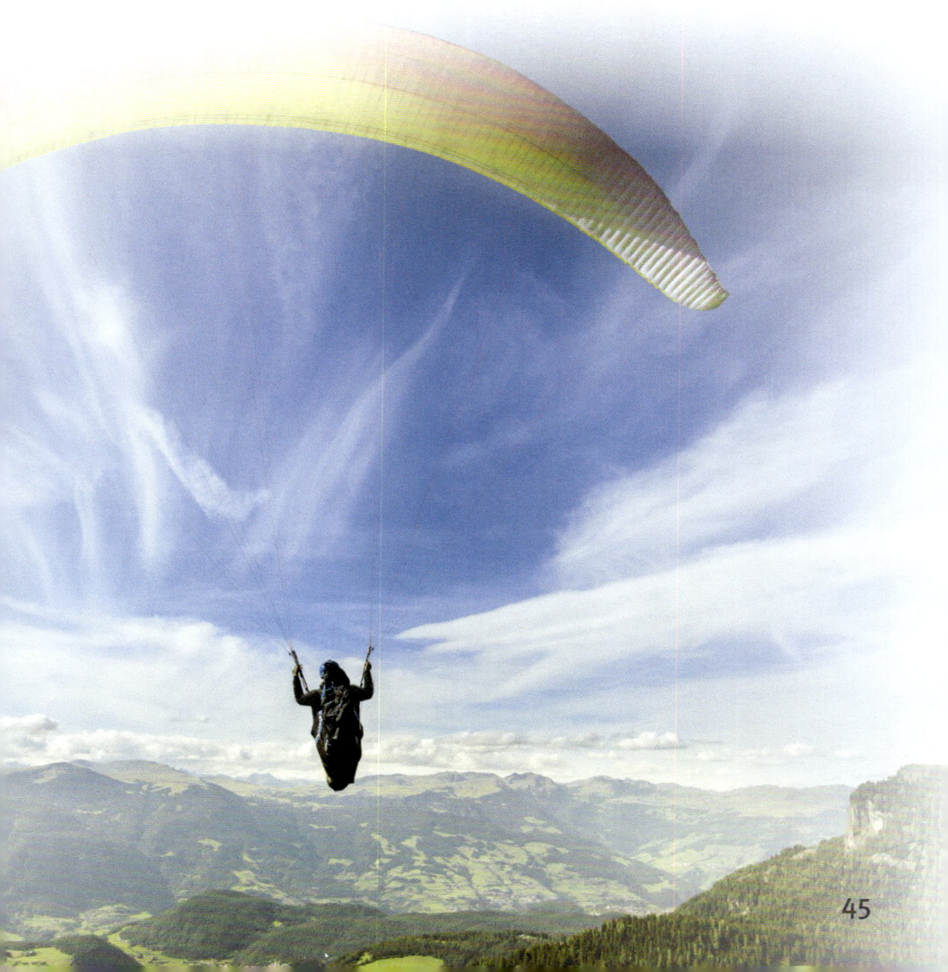

MANUELLE TECHNIKEN FÜR EINE GESUNDE SCHILDDRÜSE

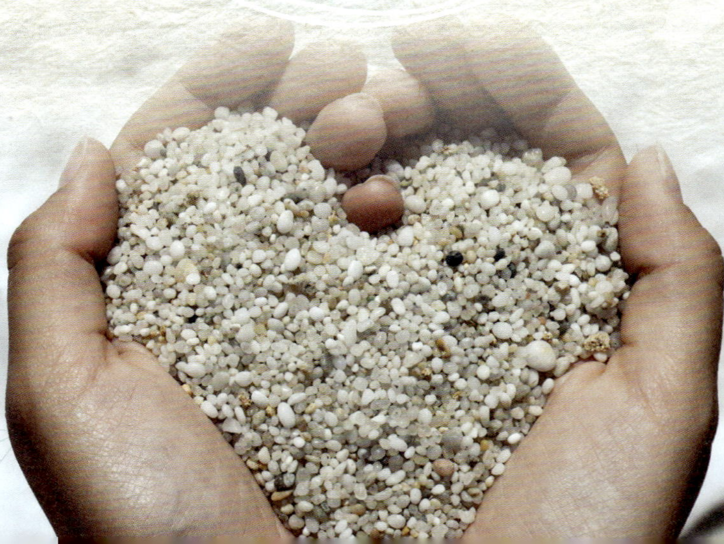

> »Die Hände sind es, die das Glück schaffen und den Kummer vertreiben.«
>
> *(Weisheit aus Russland)*

Eine lange Zeit meines beruflichen Wirkens habe ich damit verbracht, Menschen zu berühren und mit meinen Händen zu behandeln. Immer wieder durfte ich erleben, welch außerordentliche Heilkraft in den Händen liegen kann und wie wirksam Berührung ist. Deutlich nahm ich den Energiefluss von meinen Händen zum Patienten hin wahr. Wenn ich meine Patienten als Physio-, Manual- und Lymphdrainagetherapeutin behandelte, standen dabei Muskel-, Gelenk- und Lymphgefäßbehandlungen im Mittelpunkt meiner Tätigkeit. Damals wäre niemand auf die Idee gekommen, eine Drüse manuell zu behandeln. Zwar ist die heilsame Auswirkung von manuellen Behandlungen seit langer Zeit bekannt und wissenschaftlich anerkannt – aber diese auf andere Körperstrukturen zu übertragen, ist ein Novum, was man auch an den Faszienbehandlungen, die sich in den letzten Jahren etabliert haben, sehen kann. Als einzige Drüse mit Hormonbildung liegt die Schilddrüse direkt unter der Haut. Sie ist tastbar, untersuchbar und erreichbar für eine manuelle Behandlung. Alle anderen Drüsenorgane, Zirbeldrüse, Hirnanhangsdrüse, Bauchspeicheldrüse, Nebenniere und Eierstöcke, befinden sich unzugänglich im Körperinneren, nur die Brustdrüsen, die nicht zu den hormonbildenden Organen gezählt werden, und die Hoden liegen ebenfalls exponiert und können angefasst werden.

Wir können unsere Hände auf unterschiedliche Weise einsetzen. Einmal ist es eine zarte Berührung mit sehr wenig Druck, eher eine streichende bis streichelnde Bewegung. Dann bringen wir mit unseren Händen eine Creme oder ein Öl auf unsere Haut auf und verreiben dieses, bis die Haut bereit ist, sich dafür zu öffnen. Ein anderes Mal greifen wir kräftiger zu und nehmen förmlich einen Teil unseres Körpers in die Hand, wie das bei einer Massage der Muskulatur der Fall ist, wo ausgestrichen, geknetet, geklopft, ausgewrungen wird, um Verspannungen, Verhärtungen und Verklebungen zu lösen. Bei der Lymphdrainage sind wiederum andere Fähigkeiten der Hände gefragt. Sie findet mit an- und absteigenden kreisförmigen Bewegungen statt, bei denen Druck erst anschwellend und dann wieder abschwellend eingesetzt wird, um die Lymphe bestmöglich zu bewegen. Hier ist der Erfolg der Behandlung vom exakten Druck auf das Lymphgefäß abhängig. Die Lymphbahnen liegen knapp unter der Hautoberfläche, und es erfordert ein geübtes Händchen, Achtsamkeit und sensibles Wahrnehmen, sie nicht zu quetschen und abzudrücken.

All diese unterschiedlichen manuellen Qualitäten können wir für eine gesunde Schilddrüse nutzbar machen. Im Folgenden finden Sie verschiedene Möglichkeiten der manuellen Behandlung, die Sie selbst bei sich anwenden können. Viel Freude beim Entdecken der Fähigkeiten Ihrer eigenen Hände! Gönnen Sie sich beim Erlernen ein bisschen Geduld und Muße. Fragen Sie eine gute Freundin oder Ihren Partner, ob er nicht Lust hat, die Techniken zusammen mit Ihnen kennenzulernen. Zu zweit geht vieles leichter, und man begegnet sich mit einer heilsamen, achtsamen Berührung womöglich auf einer neuen Ebene!

Heilsame Berührung

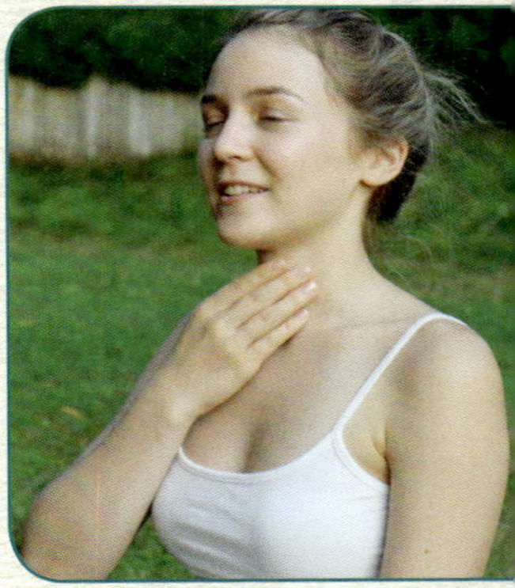

Jeder von uns greift intuitiv an eine Stelle, die er sich gestoßen hat, um eine Schmerzlinderung zu erreichen. Eine Mutter streichelt ihr Kind, wenn es sich wehtut, und tröstet es mit körperlicher Nähe.

Wenn wir einer schmerzenden Stelle, einer Verletzung oder auch einer stoffwechselarmen Region unseres Körpers die Hand auflegen und sie liebevoll berühren, kann sie sich beruhigen, die Energie kommt wieder ins Fließen, und Heilung wird eingeleitet. Die Hände haben eine direkte Verbindung zu unserem Herzen, denn auf den Handtellern liegen die sogenannten Handchakras, die auch als Neben- oder Hilfschakras des Herzchakras bezeichnet werden. Über sie fließen pure Herzensenergie, Wärme und Liebe zur berührten Körperstelle.

Je nachdem, in welchem Zustand sich die Schilddrüse befindet, kann und sollte man von außen »Hand anlegen«. Im akuten Entzündungszustand einer Hashimoto- oder Basedow-Thyreoiditis sowie bei einer Thyreoiditis de Quervain ist anfänglich womöglich nur eine äußerst vorsichtige oder gar keine Berührung möglich. Die Halsregion ist dann so »feurig«, schmerzempfindlich und vielleicht auch angeschwollen, dass der Betroffene sich weder selbst am Hals berühren noch die Berührung einer anderen Person ertragen kann.[5] Sobald Sie eine Berührung tolerieren, beginnen Sie damit, mit zwei flächig aufgesetzten Fingerkuppen über die Schilddrüse zu streichen.

5 Bei solch einer hochakuten Symptomatik sind kühlende Halswickel (S. 76) oder die Organmeditation (S. 88) zur Beruhigung die bessere Wahl.

Schenken Sie Ihrer Schilddrüse die ihr gebührende Aufmerksamkeit. Nehmen Sie sie, sooft es möglich ist, in die Hand – entweder ein- oder beidhändig. Von Ihren Händen fließt dann Energie zu dem Organ. Selbstverständlich können Sie auch einen Ihnen vertrauten und lieben Menschen bitten, Ihren Hals und Ihre Schilddrüse zu berühren. Halten Sie kurz inne, schließen Sie die Augen, und visualisieren Sie Ihre Schilddrüse, das Organ in Schmetterlingsform, unter Ihren Händen bzw. denen Ihres Freundes. Senden Sie ihr wohltuende Energie. Wenn Sie unter einer verkleinerten, nicht gut arbeitenden Schilddrüse leiden, z. B. im chronischen Stadium eines Morbus Hashimoto, halten Sie Ihren Hals so lange, wie Sie Wärme am Hals und in Ihren Handflächen wahrnehmen können.
Diese Übung lässt sich spielerisch und einfach in Ihren Tag integrieren und benötigt außer einer Erinnerung nur eine oder zwei freie Hände. Bedenken Sie doch einmal in der U-Bahn, am Schreibtisch oder auch beim Kinobesuch Ihre Schilddrüse mit liebevoller Berührung.
Ziel ist es, das »vergessene Organ« wieder in Ihre Wahrnehmung zu bringen und es zu lieben. Berührung ist der erste Schritt dazu.

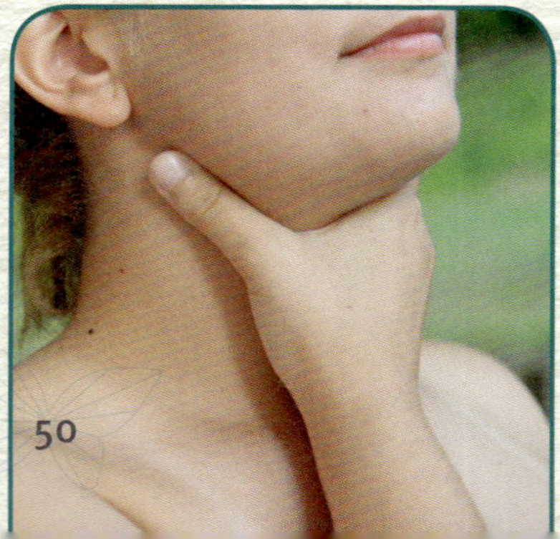

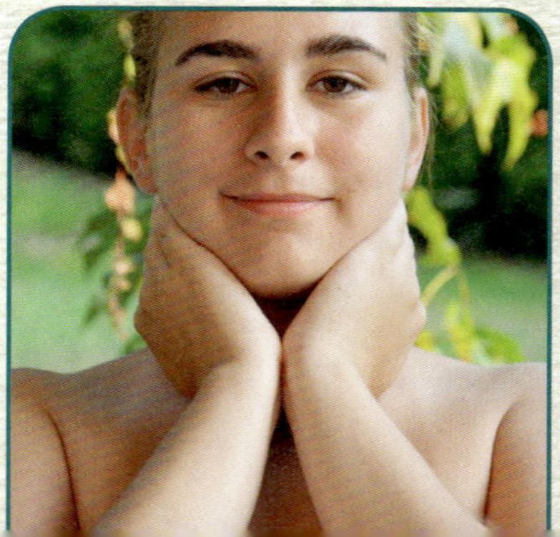

Einreibung

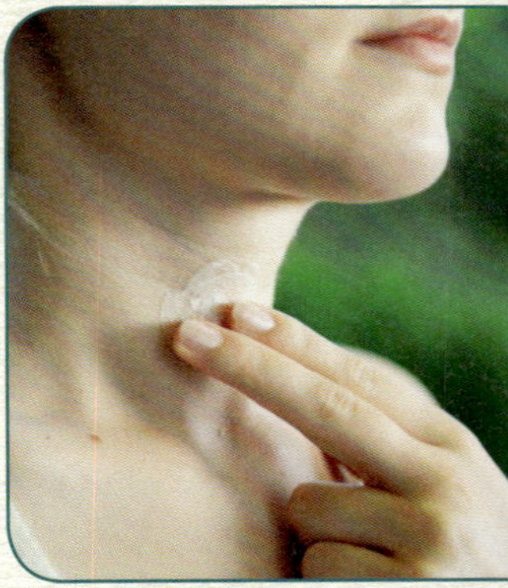

Sobald mehr Druck am Hals erträglich und die hochakute Entzündungsphase überwunden ist, sollten Sie mit Einreibungen Ihres Halses und Ihrer Schilddrüse beginnen. Hierbei sind keine spezifischen therapeutischen Handhaltungen oder Techniken vonnöten. Stellen Sie sich vor, Sie sind am Strand und tragen Sonnenschutz auf. Sie können einen Balsam oder auch ein Öl verwenden. Reiben Sie zweimal täglich – morgens und abends – Ihren Hals ein. Nehmen Sie sich dafür bewusst 2–5 Minuten Zeit. Reiben Sie Ihre Schilddrüse langsam und mit voller Aufmerksamkeit ein. Wählen Sie dazu einen Ort, an dem Sie ungestört sind, und setzen Sie sich hin. Sie können Ihre meditative Einreibung auch vor einem Spiegel durchführen, sodass Sie sich bewusst dabei zusehen.

Grundsätzlich können Sie intuitiv einen Balsam oder ein Öl für diese Einreibung auswählen, denn der wichtigste Aspekt dabei ist, dass Sie sich Zeit für Ihre Schilddrüse nehmen und ihr Ihre Zuneigung schenken.

Spezifischer können Sie Ihre Schilddrüse pflegen, wenn Sie das Mittel nach der jeweiligen Funktionsstörung und der Phase Ihrer Erkrankung aussuchen. Das können Sie selbst einschätzen oder sich Unterstützung von Ihrem begleitenden Therapeuten holen. Ich teste z. B. mit meinen Schilddrüsenpatienten kinesiologisch die

Schilddrüsendirektbalsame der »Marktapotheke Greiff« aus. Diese Apotheke stellt sie selbst mit passenden ätherischen Ölen her.

- Bei **Überfunktionsneigung und/oder Entzündungsanzeichen:** Schilddrüsen-Direktbalsam Nr. 1 »blau« – enthält Lavendel, Schafgarbe, Kamille, Myrte, Kreuzkümmel und Weihrauch.
- Bei **Unterfunktionsneigung und/oder Entzündungsanzeichen:** Schilddrüsen-Direktbalsam Nr. 2 »weiß« – enthält Zitronengras, Orange, Myrte, Minze, Myrrhe (unterstützt die Umwandlung von T4 in das aktive T3) und Syzygium.
- Bei **Schilddrüsenunterfunktion:** Schilddrüsen-Direktbalsam Nr. 3 – enthält homöopathische Thyreoidea (D4), Zitrone, Orange, Wacholder, Rosmarin, Waldkiefer, Rosenholzbaum, Oregano, Bitterorange und Engelwurz.

Darüber hinaus kommen verschiedene Öle infrage, z. B. Calendula-, Oliven- oder Rosenöl.

Calendulaöl eignet sich besonders gut für Einreibungen der Haut, wenn sich bei entzündlichen Prozessen der Schilddrüse oberflächliche Rötungen am Hals zeigen oder Sie auf Stress mit »hektischen Flecken« reagieren. Ringelblumen werden für die Herstellung in einem Basisöl, z. B. Sonnenblumen- oder Olivenöl, angesetzt, um ihre Wirkstoffe nutzbar zu machen. Die Ringelblume oder

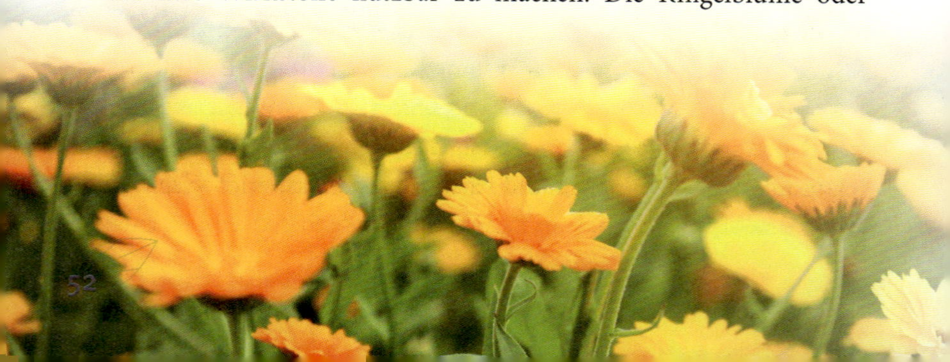

auch »Goldblume« ist eine hervorragende Wundheilerin auf allen Ebenen. Sie ist in der Lage, sowohl äußerliche Narben nach einer Schilddrüsen-OP als auch innerliche Vernarbungen des Schilddrüsengewebes nach abgelaufenen Entzündungen zu erweichen. Sie mildert Strahlenschäden und wurde bereits von Sebastian Kneipp als Heilmittel bei bösartigen Krebsgeschwüren eingesetzt. Bei der Hashimoto-Thyreoiditis kann Calendulaöl mit seiner gespeicherten Sonnenkraft die Bewältigung der Krise und des auslösenden Traumas unterstützen und Sie von der Schatten- auf die Sonnenseite des Lebens zurückbringen.

Olivenöl ist nicht nur ein gutes Speiseöl, sondern pflegt auch von außen. Dafür können Sie es pur verwenden, denn es ist ein fettes Öl und benötigt keinerlei Zusätze. Ein Ölbaum erreicht in der Regel ein beachtliches Alter und steht mit seiner Ausdauer und Zähigkeit für eine große Resistenz und enorme Regenerationskraft. Damit passt er gut zur Schilddrüse, die ein zähes, sehr anpassungs- und reaktionsfähiges Organ ist, das von der in den Oliven gespeicherten Sonnen- und Lebenskraft profitieren kann. Wie kaum ein anderer Baum strebt der Ölbaum zur Sonne. Die in ihm steckende Planetenkraft von Saturn – Weisheit, Langlebigkeit und Durchhaltevermögen – kann knotigen, narbigen Veränderungen der Schilddrüse Paroli bieten. Bei Erschöpfung und einer Nebennierenbeteiligung vermag Olivenöl als Lebenskraft- und Sonnenelixier die Seele wieder aufzurichten.

Rosenöl ist eines der kostbarsten und wertvollsten ätherischen Öle. Zur Verwendung auf der Haut benötigt es ein Trägeröl, z. B. Sesam-, Mandel-, Jojoba- oder Sonnenblumenöl, in das Sie wenige Tropfen der Essenz mischen. Die Schönheit und der Duft der Rose als »Königin der Blumen« machen sie zum Sinnbild für Anmut, Harmonie und Liebe. Sie ist die wichtigste Pflanze, die der Venus, dem weiblichen Planeten, zugeordnet wird. Das Prinzip der Venus ist bei vielen Schilddrüsenfunktionsstörungen angesichts der intensiven kriegerischen und kämpfenden Marsenergie, die sich insbesondere bei entzündlichen Autoimmunprozessen zeigt, kaum noch erkennbar. Dabei gibt es kein anderes Organ in unserem Körper, das in so perfekter Weise Venus und Mars – Weiblichkeit und Männlichkeit – vereint und von einem ausgeglichenen Verhältnis der beiden Energien profitiert. Das Öl der Rose, auf die Schilddrüse aufgetragen, ist in der Lage, weibliche und männliche Energien zu harmonisieren, Autoaggressionen zu befrieden und uns die Schönheit des Lebens neu entdecken zu lassen. Durch die Signatur der Stacheln zeigt die Rose auch die Notwendigkeit der Abgrenzung und Abwehr z. B. gegenüber toxischen, unheilsamen Einflüssen. Das können neben Umweltgiften auch Arbeitsbedingungen, familiäre Strukturen oder einzelne Menschen im nahen Umfeld sein, die das Kehlkopfchakra und die Schilddrüse blockieren, einengen und den Betroffenen sprachlos machen.

Wenden Sie das wertvolle Rosenöl an, sobald Sie in der akuten bzw. subakuten Phase einer Hashimoto-, einer Basedow-Thyreoiditis oder einer Thyreoiditis de Quervain Berührung im vorderen Halsbereich tolerieren können. Auch bei Knoten an der Schilddrüse hilft Rosenöl, diese zu erweichen und aufzulösen. Sind Beziehungsthemen und Konflikte in der Partnerschaft mögliche Auslöser für Ihre Schilddrüsenerkrankung, bringt Rosenöl auch auf seelischer Ebene Heilung.

Eine besondere Option stellt die Einreibung des Kehlkopfchakras und der Schilddrüse sowie des Stirnchakras und der Hypophyse (Hirnanhangsdrüse) mit Balsamen oder Ölen dar, die mit alchemistisch aufbereitetem **Feingold** gemischt sind. Gold ist eines der ältesten Medikamente der Menschheit und findet sich als *Aurum metallicum* bis heute in verschiedensten Mitteln. Den Inkas war das Gold heilig und galt es als Tränen der Götter. In der Antike wendete man es zum Kühlen bei Entzündungen und Schwellungen an und nahm es zum Schutz der Haut vor Entzündungen ein. Im Mittelalter verstand man die Edelmetalle Gold und Silber als Strahlen von Sonne und Mond und versuchte, ein Elixier für ein langes Leben daraus zu extrahieren.
Die klassische Homöopathie gibt Gold z. B. bei Depressionen und in der Menopause zur Stimmungsaufhellung. Die anthroposophische Medizin integriert alle Planetenmetalle – Gold ist das Metall der Sonne – in entsprechende Heilmittel, um den Bezug des Menschen zum größeren Kontext des Kosmos wiederherzustellen. Hier werden Goldzubereitungen z. B. bei einem Burn-out angewendet, um die Ich-Kraft des Betroffenen zu stärken. Heute weiß man, dass nur reinstes 999-Feingold, in einem komplexen alchemistischen Verfahren ionisiert, wertvolle Eigenschaften für den Menschen hat.

Im Meridiansystem des Menschen kommen die Energien dadurch wieder ins Fließen, die Haut wird optimal vor Alterung geschützt, und in minimaler Dosierung gegeben, wirkt Gold regulierend auf das Immunsystem. Die im Gold enthaltenen Salze verhindern den Austritt eines Proteins aus den Immunzellen, das Entzündungen auslöst. Alchemistisches Gold gibt also neue Vitalität und stärkt die Lebenskräfte – es bringt wahrhaftig wieder Licht in unser Leben. Sie können das Öl **»Inner Light LM«** und auch den Balsam **»Skin Genie«** der Firma Yogana®[6] direkt auf die Schilddrüse und auf die Stirnmitte in Höhe des »Dritten Auges« auftragen und erspüren, was passiert. Behandeln Sie auf diese Weise bewusst auch die Gehirndrüse mit, weil sie alle anderen Drüsen kontrolliert. Die gesamte hormonelle Achse profitiert davon und wird ausgeglichen. Im Öl und im Balsam ist das Feingold enthalten, das für die Wiederbelebung, Entzündungsreduzierung und Harmonisierung Ihrer Schilddrüse sorgt. Bei schweren Verläufen können Sie zusätzlich täglich 1–2 Teelöffel des Öls einnehmen.[7]

Die Anwendung von medizinischen Salben wie **Thyreodoronsalbe** oder **Coniumsalbe** empfehle ich nach therapeutischer Rücksprache. Einige davon sind verschreibungspflichtig, weshalb ein Arztbesuch notwendig ist.[8]

---

6 Eine gute Bezugsquelle für Yogana®-Produkte ist die »Kornkammer« (www.kornkammer-bio.de).

7 Nach EU-Norm ist ein Öl mit Goldzusatz nicht zur innerlichen Anwendung zugelassen. Diese erfolgt daher auf eigene Verantwortung. In Asien ist die Einnahme solcher Mischungen allerdings seit Jahrtausenden verbreitet.

8 Näheres zu verschiedenen Salben finden Sie in meinen Büchern »Hormone bewegen mein Leben« bei den verschiedenen Funktionsstörungen jeweils unter »Äußerliche Anwendung« und »Auch Männer haben Hormone« ab S. 207.

Massage und Lymphdrainage

Massage und Lymphdrainage sind zwei professionelle Techniken, die dazu dienen, bestimmte körperliche Effekte zu erzielen. Sie werden auch in unserem klassischen Medizinsystem vielfach verordnet und angewendet. In der Regel werden sie von einem Therapeuten am Patienten ausgeführt. Im Bereich des Kehlkopfchakras und der Halsregion würde man hier insbesondere auf die Nacken- und Halsmuskulatur, vielleicht auch auf die Gesichts- und Atemmuskulatur eingehen. Liegen Wirbelsäulenblockierungen vor, muss ein Physiotherapeut oder Osteopath behandeln, da sie in aller Regel nicht selbst zu lösen sind. Schilddrüsenfehlfunktionen können auch durch Blockaden der Wirbel- und Facettengelenke der Wirbelsäule mit bedingt sein, da es dadurch zu einer Gesamtblockade des Halses mit allen darin liegenden Organen kommen kann. Auch der Sprach- und Stimmapparat ist dann häufig betroffen, was sich in Heiserkeit, häufigem Räuspern oder sogar im Verlust der Stimme äußern kann. Klären Sie daher diagnostisch mit ab, ob Blockaden und/oder Muskelverspannungen vorliegen. In diesem Falle sollte zunächst eine professionelle Behandlung erfolgen, bevor Sie die Eigenbehandlung beginnen. Sowohl bestimmte Massagegriffe als auch einzelne Behandlungsgriffe aus der Lymphdrainage können von Ihnen selbst ausgeführt werden. Es braucht lediglich ein bisschen professionelle Anleitung, die ich Ihnen hier geben möchte.

Beginnen wir mit den Massagetechniken: Grundsätzlich wirkt eine Massage lösend auf Verklebungen und Verspannungen, anregend auf die Durchblutung der Muskulatur und der Organstrukturen, fördernd auf den Stoffwechsel im Gewebe und je nach Intensität entweder entspannend, besänftigend und beruhigend oder anregend, aktivierend und den Muskeltonus steigernd. Eine Massage fördert den Lymphabfluss im Gewebe und hilft, blockierte Energien wieder in Fluss zu bringen. Daher sind Massage und manuelle Lymphdrainage ein »Dream-Team«!

AUSSTREICHEN DER NACKENMUSKULATUR

Setzen Sie sich aufrecht auf das vordere Drittel eines Stuhles, und neigen Sie Ihren Kopf leicht nach vorn. Legen Sie Ihre Hände mit den Fingerspitzen zueinandergewandt rechts und links neben Ihre Halswirbelsäule. Beginnen Sie, mit etwas Druck auf den Fingerspitzen die Nackenmuskulatur nach außen auszustreichen. Wiederholen Sie diesen Massagegriff 6- bis 8-mal. Sie spüren, wie Energie und Wärme in die Halswirbelsäule und die beteiligten Muskeln strömen.

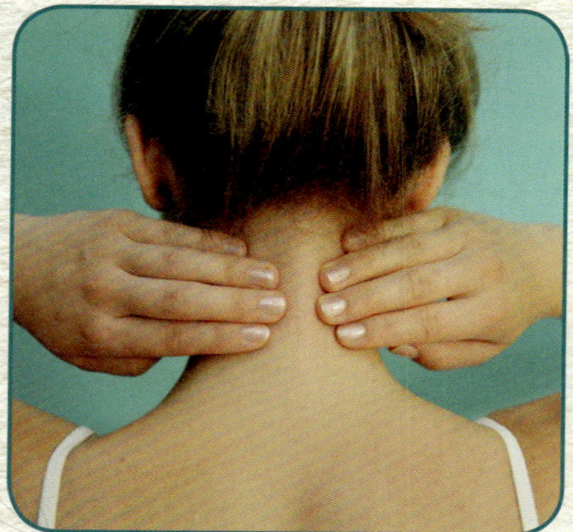

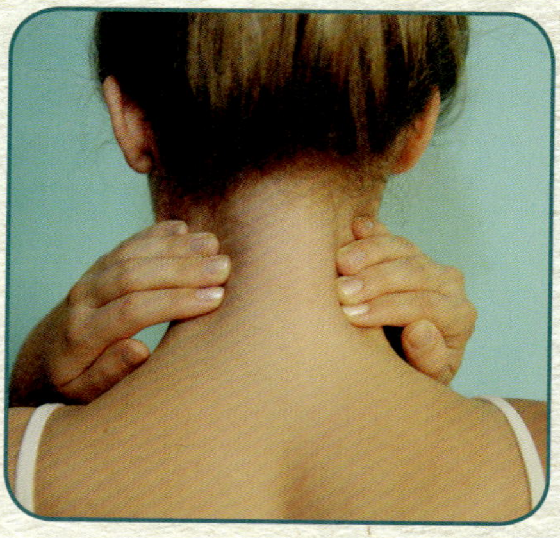

KREISEN UNTERHALB DES HINTERKOPFES

Setzen Sie sich aufrecht auf das vordere Drittel eines Stuhles, und neigen Sie Ihren Kopf leicht nach vorn. Legen Sie Mittel- und Ringfinger beider Hände aneinander, und setzen Sie die beiden Fingerkuppen seitlich unterhalb des Hinterkopfes in einem Winkel von etwa 60 Grad hinter den Ohren auf. Führen Sie nun kleine Kreise mit einem Radius von etwa ½ cm auf der Muskulatur unterhalb des Knochens aus. Nach je 2–3 Kreisen wechseln Sie die Position minimal nach außen und etwas diagonal nach unten (entlang dem Hinterhauptknochen, der eine breite Ansatzfläche der Muskulatur von etwa 6 cm hat) und führen erneut die Kreise aus. Sie werden nach kurzer Zeit eine Mehrdurchblutung und Aktivierung der ganzen Region spüren.

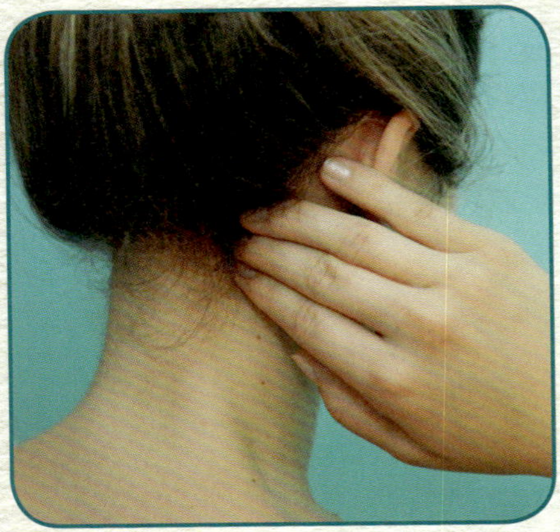

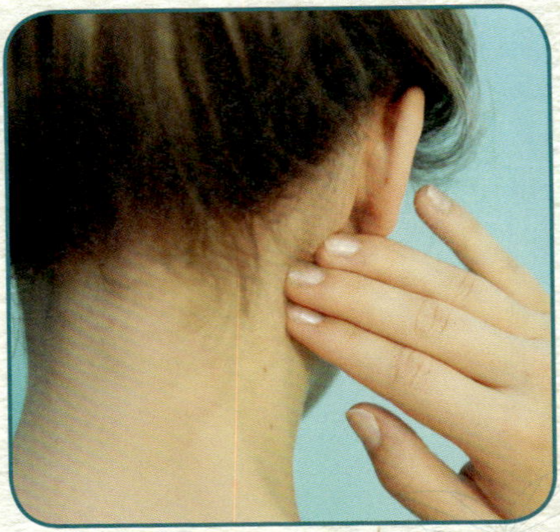

AUSSTREICHEN DER HALSVORDERSEITE

Legen Sie sich auf eine Liege, und strecken Sie Ihren Kopf über eine Lagerungsrolle oder ein gerolltes Badehandtuch, sodass die Halsvorderseite verlängert und gedehnt wird. Alternativ können Sie die Übung auch im Stehen durchführen, dazu legen Sie Ihren Kopf nach hinten und überstrecken Ihre Halswirbelsäule, sodass sich die gesamte vordere Halsseite öffnet und dehnt. Achten Sie darauf, dass sich nur die Halswirbelsäule und nicht der gesamte Rücken nach hinten durchbiegt. Legen Sie Ihre Finger aneinander, und beginnen Sie, von unterhalb des Kieferknochens den Hals mit beiden Händen parallel neben der Schilddrüse und dem Kehlkopf nach unten bis über die beiden Schlüsselbeine auszustreichen (direkt über dem Kehlkopf ist das Ausstreichen unangenehm). Führen Sie das Ausstreichen unter Berücksichtigung Ihrer Beschwerden und Ihrer Toleranzgrenze ca. 5-mal aus. Bei chronischen Zuständen eines Morbus Hashimoto ohne entzündliche Zeichen und bei einer knotigen Schilddrüse können Sie et-

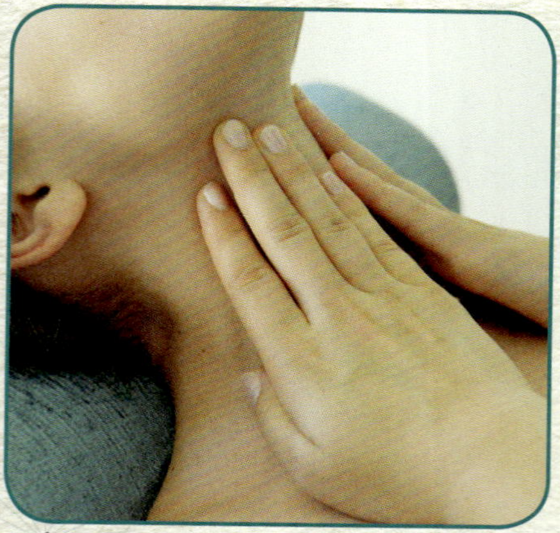

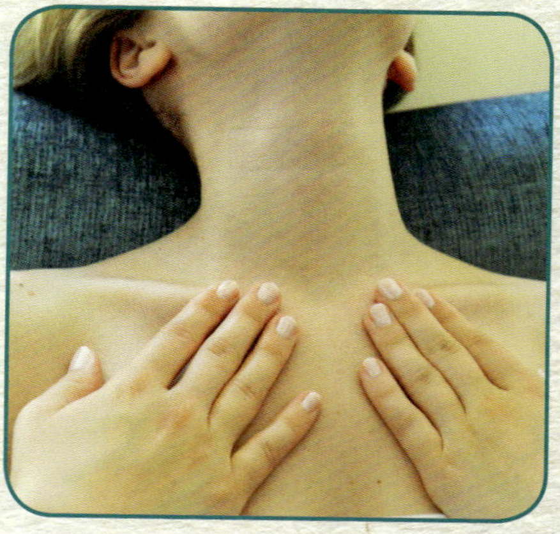

was mehr Druck ausüben, als wenn die Schilddrüse noch einen akuten Entzündungszustand aufweist oder diesen gerade hinter sich gebracht hat. Verklebungen durch entzündliche Prozesse können hierdurch gelöst werden, und die gesamte Hals- und Schilddrüsenregion profitiert von einer gesteigerten Durchblutung, Stoffwechselanregung und Energetisierung.

MASSIEREN DER SCHILDDRÜSE

Diese Massage wird zur Lösung von kalten Knoten in der Schilddrüse durchgeführt und, um eine verkleinerte Schilddrüse »aufzuwecken« und zu neuem Wachstum anzuregen. Im Fall von entzündlichen Prozessen der Schilddrüse wird das Organgewebe vorsichtig und dosiert von außen unterstützt, Entzündungswasser abzutransportieren und die Entzündung ausheilen zu lassen.

Sie können die Direktmassage der Schilddrüse im Sitzen oder im Stehen durchführen. Wichtig ist hierbei, dass Sie Ihren Hals etwas strecken, sodass Ihre Schilddrüse Ihren Händen leicht entgegenkommt. Wenn Sie noch ungeübt sind, beginnen Sie vor einem Spiegel, denn es ist für den Erfolg der Massage zwingend erforderlich, dass Sie auch direkt auf dem Schilddrüsengewebe massieren. Machen Sie sich bewusst – auch anhand Ihres Befundes (vergrößerte oder verkleinerte Schilddrüse, Kropf oder Teilresektion, Knoten an bestimmten Stellen oder nur auf einer Schilddrüsenseite) –, wo Sie genau Hand anlegen müssen, um definitiv Drüsengewebe zu massieren. Sind Sie sich unsicher, lassen Sie sich professionell anleiten.

Legen Sie Mittel- und Ringfinger der rechten Hand aneinander, und platzieren Sie die Finger auf der linken Schilddrüsenseite. Die Fingerendgelenke und die Fingerkuppen sollten in einem Winkel von etwa 30 Grad flächig auf der Haut über der Schilddrüse liegen. Beginnen Sie mit kleinen »stehenden Kreisen« auf einer Stelle, und führen Sie diese etwa 6- bis 8-mal durch. Wandern Sie dann je 2–4 mm weiter an eine andere Stelle, um nach und nach den gesamten linken Schilddrüsenlappen flächig abzudecken. Anschließend wechseln Sie auf Ihre linke Hand und massieren die rechte Schilddrüsenseite in gleicher Weise. Nehmen Sie sich täglich jeweils morgens und abends 10–15 Minuten Zeit für die Durchführung Ihrer Schilddrüsenmassage. Wählen Sie intuitiv einen Balsam oder ein Öl, oder benutzen Sie die Ihnen empfohlene oder verordnete Salbe.

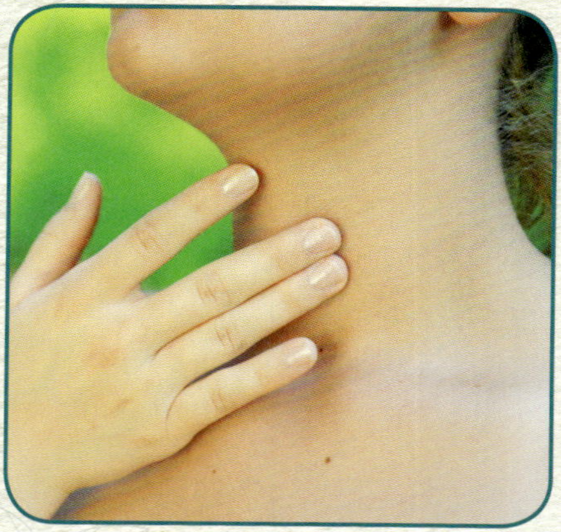

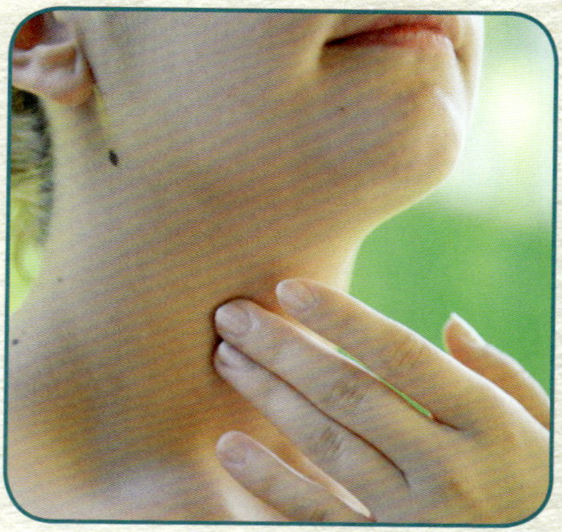

Ich empfehle Ihnen, sich in der Direktmassage der Schilddrüse von einem ausgebildeten Therapeuten anleiten zu lassen, damit Sie sich sicher fühlen und das beste Ergebnis für Ihre Schilddrüse erzielen können. Sie ist eine Spezialanwendung, die selbst von Therapeuten erst erlernt werden muss. Nehmen Sie sich dazu die gebotene Ruhe, und üben Sie mit Geduld.

Sind kalte und harte Knoten im Ultraschall und deutlich tastbar vorhanden, können Sie punktuell exakt auf dem Knoten mit intensiverem Druck vorgehen, um ihn zum Nachgeben und zur Auflösung zu bringen. Grundsätzlich gilt aber bei der Schilddrüsenmassage das Gebot, maximal bis zur Schmerzgrenze zu gehen. Wenn Ihnen die Behandlung Schmerzen bereitet, reduzieren Sie die Intensität und den Druck der Massage auf ein Ihnen verträgliches Maß. Wir wollen Ihre Schilddrüse zu neuer Aktivität und einer Mitarbeit bewegen – sie aber nicht verärgern. Trauen Sie sich, das richtige Maß auszuloten.

Ein großer Nutzen der Direktmassage Ihrer Schilddrüse ist der, dass Sie – auch durch die Regelmäßigkeit der Durchführung – eine neue Beziehung zu der so wichtigen Hormondrüse aufbauen und diese achtsam und bewusst in Ihr gesamtes Organsystem integrieren können. Das ist eine wertvolle Komponente auf Ihrem Weg der Gesundung.

Lymphdrainage

Ergänzend zu den Massagetechniken können Sie Ihre Schilddrüse sehr gut mit wenigen Griffen aus der manuellen Lymphdrainage unterstützen. Sie können diese vor oder auch nach den Massagegriffen ausführen. Leiden Sie unter flüssigkeitsgefüllten Zysten bei entzündlichen Prozessen der Schilddrüse, unter Schwellungen an der Halsvorderseite oberhalb des Kehlkopfes und der Schilddrüse oder an Lymphknotenschwellungen am Hals, empfehle ich Ihnen, die Lymphdrainagegriffe vor den Massagetechniken durchzuführen.

Das Lymphgefäßsystem erstreckt sich über unseren gesamten Körper und besteht aus Hunderten Lymphgefäßen oder Lymphbahnen, die immer wieder auf »Filterstationen«, die Lymphknoten, treffen, z. B. in der Hüftbeuge oder in der Achselhöhle. Die kleinsten Lymphgefäße, die Lymphkapillaren, beginnen »blind« im sogenannten interstitiellen Bindegewebe und vereinigen sich zu größeren Lymphgefäßen, die schließlich als Lymphsammelstamm *(Ductus thoracicus)* in den Venenwinkel (den Ort, wo die beiden größten Venen des Venensystems hinter dem Brustbein zusammentreffen) einmünden. Über diesen und den kleineren *Ductus lymphaticus dexter* werden täglich etwa 2 Liter Lymphflüssigkeit durch die obere Hohlvene ins Venensystem geleitet, die im rechten Herzvorhof wieder dem Blutkreislauf und damit der Ausscheidung über die Niere zugeführt werden. Die Aufgabe des Lymphgefäßsystems ist, das Gewebewasser, das im Kapillarbereich aus dem Blut ins Zwischengewebe ausgetreten ist, sowie Schlacken, durch Hämatome oder Verletzungen zerstörte Zellen, nach ihrem Einsatz aufgebrauchte Immunzellen und die im Darm resorbierten Fette in den Blutkreislauf zu bringen.

Das lymphatische System stellt einen Teil unseres Abwehrsystems dar und besteht aus Lymphgefäßsystem und den Organen des lymphatischen Systems Lymphfollikel, Lymphknoten, Peyer-Plaques im Darm, Tonsillen (»Mandeln«), der Milz und dem Blinddarm sowie primär der Thymusdrüse und dem Knochenmark, die die immunkompetenten T- und B-Lymphozyten ausbilden.
Relevant für die Schilddrüsengesundheit ist die Lymphdrainage insbesondere bei entzündlichen Prozessen wie dem Morbus Hashimoto und dem Morbus Basedow im akuten wie subakuten Stadium. Sie hilft dem Körper, das Entzündungswasser, das bei jeder Entzündung im Körper raumfordernd als Schwellung sichtbar wird, besser abtransportieren zu können und somit den Heilungsprozess zu beschleunigen. Ebenso ist diese Behandlungsform bei einer akuten Thyreoiditis de Quervain zu empfehlen, bei flüssigkeitsgefüllten Zysten (meist entzündungsbedingt) und bei Schwellungen am Hals und Stauungen in den Halslymphknoten.

Vor einiger Zeit kam ein sehr verzweifelter Mann mit flüssigkeitsgefüllten Zysten (die im Ultraschallbild sichtbar gemacht werden konnten) und einer Umfangserweiterung des Halses zu mir und bat mich, ihm zu helfen. Er hatte bereits Irritationen beim Schlucken durch die Raumforderung der Zysten. Diese entstehen offensichtlich innerhalb des Schilddrüsengewebes, um das Entzündungswasser handhaben und erst einmal »einlagern« zu können – eigentlich eine sehr intelligente Lösung des Körpers für ein akutes Problem. Ich empfahl ihm eine professionell durchgeführte manuelle Lymphdrainage bei einem speziell dafür ausgebildeten Therapeuten in seinem Heimatort und leitete ihn zur Eigenbehandlung mit den wichtigsten Lymphdrainagegriffen und der Direktmassage seiner Schilddrüse an, damit er selbst aktiv etwas zur Entleerung seiner Zysten beitragen konnte. Die kombinierte Behandlung führte innerhalb von 4 Wochen zum Erfolg. Die Zysten hatten sich nahezu vollständig entleert und waren zusammengesunken. Im Ultraschall waren nur noch wenige sehr kleine Stellen zu sehen, die Raumforderung am Hals war mit bloßem Auge nicht mehr sichtbar, und die Schluckbeschwerden waren verschwunden. Der Patient war überglücklich.

Tauchen wir ein bisschen in die Welt der manuellen Lymphdrainage ein und erforschen, wie angenehm und wirkungsvoll diese Techniken für Ihre Schilddrüse sein können!

Beginnen Sie aufrecht sitzend oder stehend mit tiefen Atemzügen: Atmen Sie durch die Nase ein und durch den leicht geöffneten Mund langsam wieder aus. Durch die Einatembewegung des Brustkorbes entsteht ein Sog auf die Lymphgefäße, der diese zu vermehrter Tätigkeit anregt. Kreisen Sie nun beim bewussteren und vertieften Atmen mit den Schultern von vorn nach hinten. Beschreiben Sie einen großen Kreis bis hinauf zu Ihren Ohren. Koordinieren Sie die Atmung mit dem Schulterkreisen: Atmen Sie tief ein, während Sie die Schultern vorn nach oben bewegen, und atmen Sie aus, während Sie die Schultern hinten von oben nach unten zurückbringen. Wiederholen Sie diese lymphaktivierende Atem- und Bewegungsübung 10- bis 15-mal, am besten in meditativer Haltung mit geschlossenen Augen.

Ihr Lymphgefäßsystem ist jetzt angeregt und bereit, seine Arbeit zu steigern. Für die zweite Übung legen Sie sich bequem mit erhöhtem Kopf auf eine Liege oder ein Bett, die Schultern und der Kopf sind entspannt. Führen Sie die linke Hand zu Ihrem rechten Schlüsselbein.

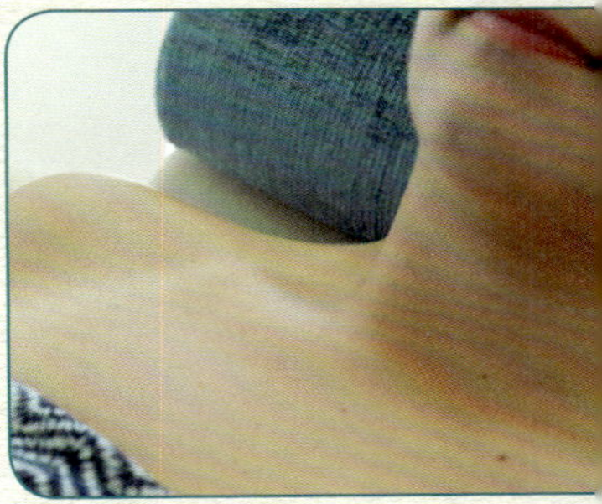

Erfühlen Sie mit dem Mittel- und Ringfinger rechts an Ihrem Hals eine kleine Vertiefung, die vorn vom Schlüsselbein begrenzt wird, von 2–4 cm (je nach Körperbau und Körpergröße). Legen Sie die Finger in leicht sichelförmiger Krümmung locker in die Mitte dieser Kuhle, und beginnen Sie, »stehende Kreise« auszuführen. Bauen Sie beim ersten Halbkreis einen anschwellenden Druck ins Gewebe auf, und reduzieren Sie ihn bei der zweiten Kreishälfte wieder, um drucklos am Ausgangspunkt des Kreises zu enden. Haben Sie etwas Geduld mit sich selbst, während Sie diese Übung erlernen. Korrekt ausgeführt, ist sie ein zentraler Griff innerhalb der Lymphdrainage, der sehr effektiv ist. Der Zufluss der Lymphflüssigkeit in das Venensystem liegt anatomisch nicht weit hinter dem Brustbein, weshalb die Anregung des Lymphgefäßsystems an dieser Stelle besonders gut gelingt. Führen Sie die »stehenden Kreise« auf jeder Körperseite 8- bis 10-mal durch.

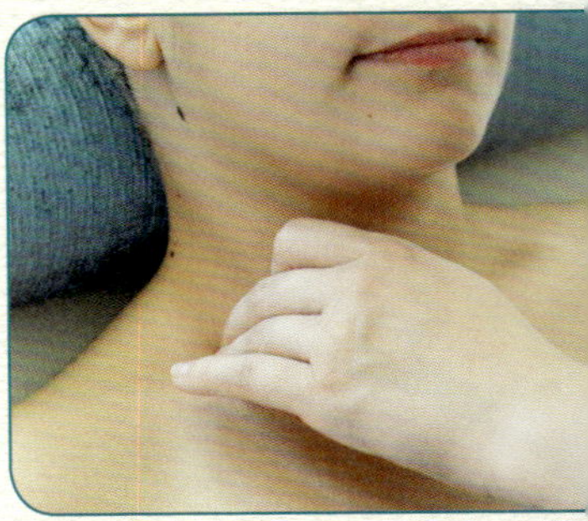

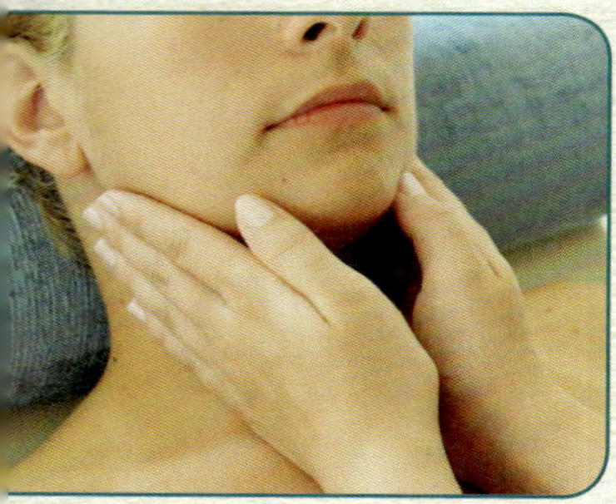

Lymphdrainagegriff
durch einen Behandler

Bleiben Sie liegen, oder setzen Sie sich hin. Der folgende beidhändige Lymphdrainagegriff am Hals funktioniert auch im Stehen. Legen Sie Ihre Finger aneinander, und platzieren Sie beide Hände flächig schräg seitlich am Hals. Die Fingerspitzen zeigen dabei auf den Hinterhauptknochen hinter Ihren Ohren.

Auf der Haut aufliegend, machen die Finger nun kreisförmige Bewegungen mit einem Radius von 3–4 cm von vorn nach hinten – ohne den Hautkontakt zu verlieren. Rutschen Sie mit Ihren Händen nach 4–5 langsam durchgeführten Kreisen 2–3 cm tiefer, und führen Sie wiederum die kreisförmigen Bewegungen auf der Haut aus. Je nach Länge des Halses können Sie 3- bis 4-mal die Handhaltung diagonal nach unten verschieben.

Auch bei dieser Übung ist es am besten, Sie lassen sie sich von einem Lymphdrainagetherapeuten beibringen, um sie anschließend korrekt selbst ausführen zu können. Sie erfordert etwas Training, weil die Handhaltung und die Bewegung ungewohnt sind.

Sie können den Erfolg von Lymphdrainagegriffen gut überprüfen: Nach einer über mindestens 20 Minuten ausgeführten Behandlung verspürt man in der Regel das Bedürfnis, zur Toilette zu gehen. Durch die Anregung des Abtransportes der Lymphflüssigkeit erhöhen sich das Blutvolumen und die Filtrationsrate der Nieren.

Klopfen der Schilddrüse

Warum sollten Sie auf Ihre Schilddrüse klopfen? Umweltstoffe, Jod, kropfbildende Stoffe wie Carrageen und vieles mehr wirken täglich auf unseren Organismus. Unsere Schilddrüse verhält sich wie ein Schwamm, der alles aufsaugt und speichert. In manchen Fällen kann das zum Schutz hilfreich sein, in anderen Fällen wird unsere Schilddrüse nahezu zu einer »Sondermülldeponie«, die sich selbst belastet und letztlich zerstört.

Da unsere Schilddrüse auch äußerst sensibel auf emotionale Belastungen und negative Einflüsse aus zwischenmenschlichen Beziehungen reagiert, braucht sie manchmal Hilfe, die gespeicherten Toxine und anderen Belastungen loszuwerden. Das Klopfen stellt eine einfache Methode dar, diese Belastungen zu lösen – sogar direkt, wenn sie geschehen. Alberto Villoldo, ein südamerikanische Schamane, hat herausgefunden, dass durch das Klopfen auf die Schilddrüse diese von Toxinen befreit und damit das Kehlkopfchakra wiederbelebt und energetisiert wird.

Klopfen Sie nach anstrengenden Begegnungen mit Menschen oder nach Meetings, dem Aufhalten in Menschenansammlungen oder anderen »toxischen« Situationen 3-mal beherzt mit den Fingerspitzen auf die Schilddrüse. Klopfen Sie sich frei!

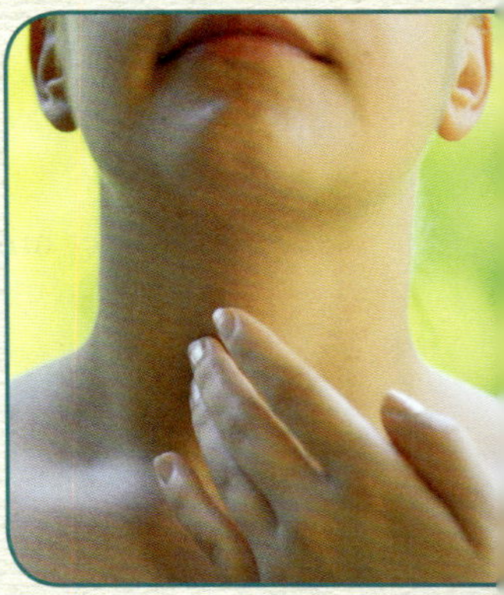

WICKEL UND AUFLAGEN FÜR SCHILDDRÜSE, LEBER & CO.

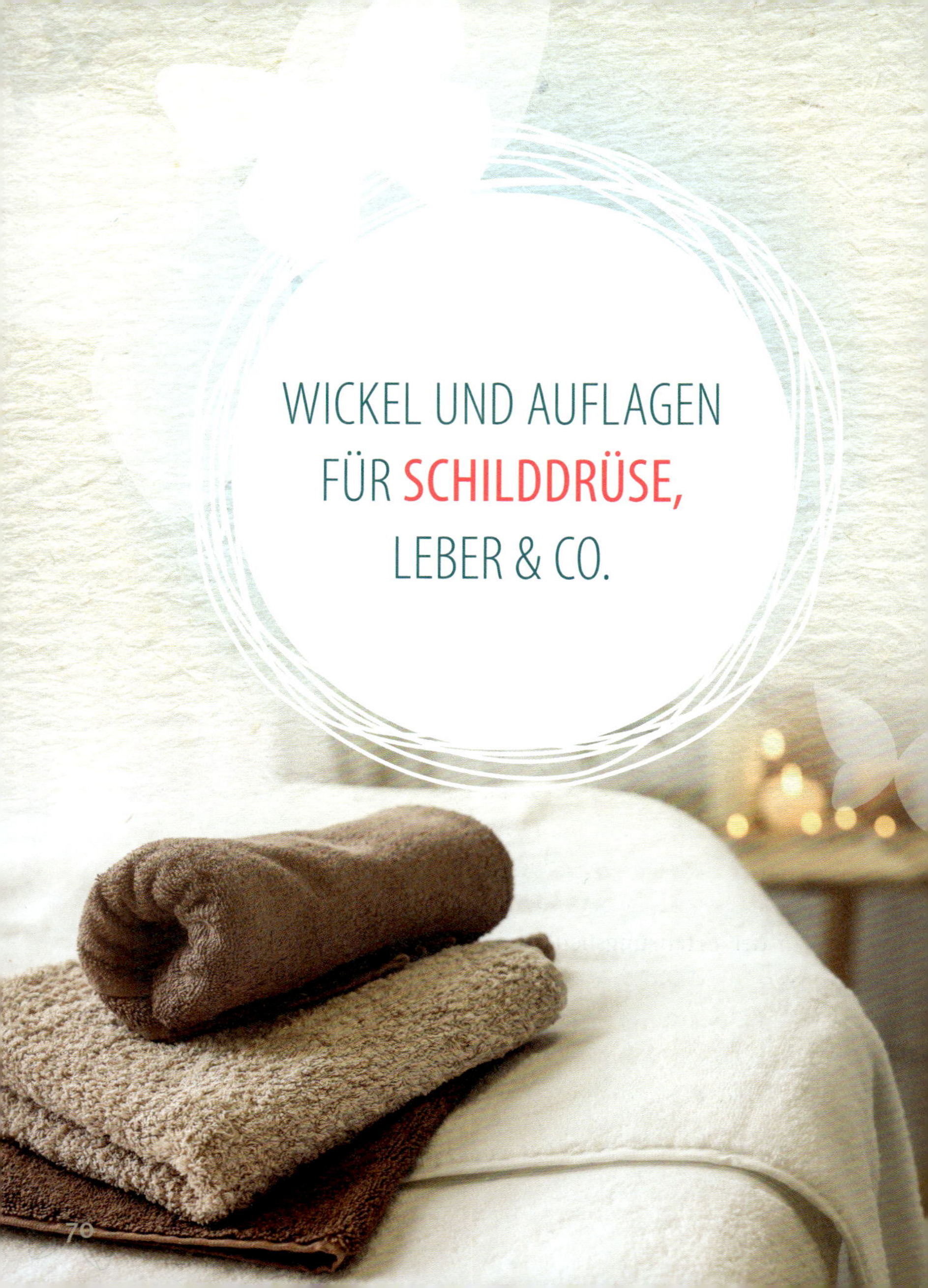

> »Wie jeder Wickel seinen Namen trägt, so hat er auch seine eigene Wirkung. Und wie die Wickel ganz verschieden voneinander sind, so sind auch die Wirkungen verschieden. Doch darin stimmen sie alle überein, dass sie auflösen, die kranken Stoffe aufnehmen, ausleiten und so die Natur verbessern.«
>
> *(Sebastian Kneipp)*

Wickel und Auflagen wurden seit Menschengedenken weltweit als Heilmittel eingesetzt. Im alten Ägypten nutzte man den Nilschlamm als Peloid, im antiken Rom wurden Kohlblätter um die Gelenke gelegt, und von Hippokrates finden sich Aufzeichnungen zu Wasser- und Wickelanwendungen. In der neueren Zeit gehören sie in die sogenannte Hydro- und Balneotherapie und sind damit ein Teil der Kneipp-Kur, die auf eine über 100-jährige Anwendungspraxis zurückblickt. Der Wörishofener Pfarrer Sebastian Kneipp (1821–1897) stärkte mit diesen Verfahren seine eigene schwache Gesundheitskonstitution und begründete ein Therapiekonzept, das heute eine anerkannte und bewährte Methode mit wissenschaftlich bewiesener Wirkung in der klassischen Medizin sowie unter den Naturheilverfahren und in der Erfahrungsheilkunde darstellt. Neben der Behandlung mit verschiedenen Wasseranwendungen gehören zum Kneipp'schen Konzept die Ordnungstherapie, die Ernährungstherapie, die Bewegungstherapie und die Phytotherapie, die Behandlung mit Pflanzen. In der anthroposophischen Medizin, die von Rudolf Steiner (1861–1925) geprägt wurde, werden Wickel und Auflagen sowohl im klinischen als auch im häuslichen Bereich intensiv eingesetzt.

Ich möchte mich hier auf die heilende Kraft der Wickel- und Auflagenanwendungen aus der Hydro- und Kneipp-Therapie mit Ergänzungen aus der Pflanzenwelt und von Salbenanwendungen aus der anthroposophischen Medizin konzentrieren, womit ich gute Behandlungserfolge bei Patienten und bei mir selbst erfahren habe. Es sind einfache, aber wirkungsvolle Maßnahmen, die jeder zu Hause umsetzen kann. Und Verantwortung für die eigene Gesundheit zu übernehmen, aktiviert die notwendigen Selbstheilungskräfte.

Wickel und Auflagen werden als unspezifische Reiz-Reaktion-Regulationstherapie verstanden. Der jeweilige Reiz, z. B. kalt oder heiß, muss, wie der Wickelzusatz, z. B. Schafgarbe oder Quark, der jeweiligen Person und dem Beschwerdebild angepasst sein. Bei den Reaktionen unterscheidet man Kurz- und Langzeiteffekte. Man erzielt eine sofortige Wirkung, z. B. ein Zusammenziehen der Gefäße und die Reduzierung der Durchblutung bei einem Kältereiz, und einen Langzeiteffekt mit einer regelmäßigen Anwendung, z. B. eine effizientere Infektabwehr und ein gestärktes Immunsystem oder eine grundsätzliche Verbesserung der Konstitution.
Mit Wickel- und Auflagenmaßnahmen befinden wir uns im Gebiet der Thermoregulation. Genau diese ist bei Schilddrüsenfehlfunktionen häufig gestört. Patienten mit einer Unterfunktion frösteln und frieren oft und sind nicht in der Lage, ihre innere »Heizung« hochzudrehen. Auf der anderen Seite haben wir es mit einer überschießenden Hitzeproduktion zu tun bei autoimmunologischen Erkrankung wie Morbus Basedow und Morbus Hashimoto im Akutstadium oder mit anderen »feurigen« Prozessen an der Schilddrüse z. B. bei einer akuten Thyreoiditis de Quervain. Die natürliche Fähigkeit der Schilddrüse, den Wärme- und Kältehaushalt des

Körpers zu regeln, ist ausgehebelt. Es liegt auf der Hand, dass gerade Kälte- und Wärmereize mithelfen können, diesen wieder in einen funktionierenden Regulationskreislauf zurückzuführen und die Reaktionsstarre der Schilddrüse aufzulösen. Insbesondere sprechen der Hypothalamus, die übergeordnete Hormonzentrale im Gehirn, das gesamte endokrine und das vegetative Nervensystem auf thermische Reize an. Wärmereize aktivieren den Parasympathikus und sorgen dadurch für Entspannung und eine gesteigerte Durchblutung des Gewebes. Kältereize entziehen zuerst Wärme, was bei Fieber und Entzündungen wichtig ist. Sie aktivieren den Sympathikus, wodurch sich die Gefäße verengen und der Blutdruck ansteigt. Zudem wird der Stoffwechsel angeregt und die Atmung vertieft. Nach etwa 5 Minuten reagiert der Körper entgegengesetzt und erhöht den Tonus des Vagusnervs, der auch als der »Ruhe-« oder »Erholungsnerv« bezeichnet wird und Teil des vegetativen Nervensystems ist.

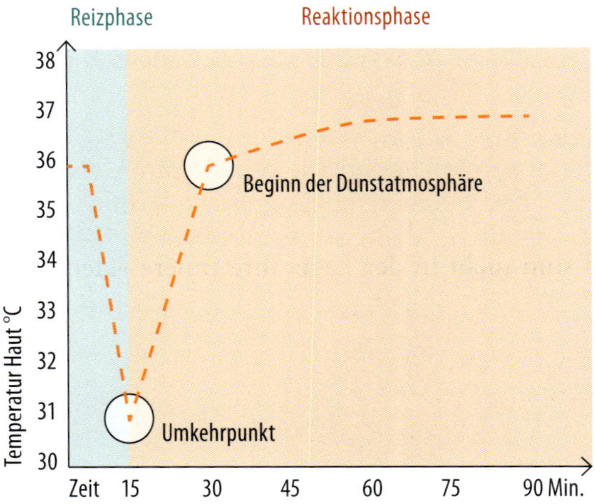

Wirkung eines Kältereizes

Zusammengefasst haben Wickel und Auflagen **lokale Wirkung** auf die jeweilige Körperregion oder das jeweilige Organ – auch über die Behandlungsdauer hinaus, z. B. eine Rötung und Erwärmung der Haut, und eine **systemische Wirkung** auf den gesamten Organismus:

- die Erhaltung der Körperkerntemperatur von etwa 37 °C
- Anregung der Herz-Kreislauf-Tätigkeit
- allgemeine Stoffwechselanregung
- Ausgleich des vegetativen Nervensystems
- Lockerung und Entspannung der Muskulatur
- Steigerung der körperlichen Abwehrkräfte mit Trainingseffekt nach einer regelmäßigen Anwendungsdauer von etwa 12 Wochen
- über die Haut und die Reflexzonen positive Wirkung auf das endokrine System (z. B. durch regelmäßige Kaltreize Reduktion der Ausschüttung von Stresshormonen)
- Steigerung von Wohlbefinden und Zuwendung für sich selbst – Wickel und Auflagen stärken die Psyche, schenken seelisch Trost und Geborgenheit.
- Chronische Prozesse – insbesondere im fortgeschrittenen Alter – profitieren von körperwarmen Reizen. Die Lebenswärme lässt im Laufe der Jahre nach, und »Kälteerkrankungen« wie Arthrose nehmen zu. Hydrotherapeutische Maßnahmen erhöhen die Reaktion und Regulation des Körpers.

Beim klassischen **Wickel** wird der zu behandelnde Körperteil mit dem Wirkstofftuch umwickelt. Gemäß dem Drei-Lagen-System nach Kneipp werden drei verschiedene Tücher aus Naturmaterialien verwendet. Es sollten keine synthetischen Stoffe sein, weil diese das thermische Verhalten des Wickels negativ beeinflussen oder einen Wärmestau provozieren könnten.

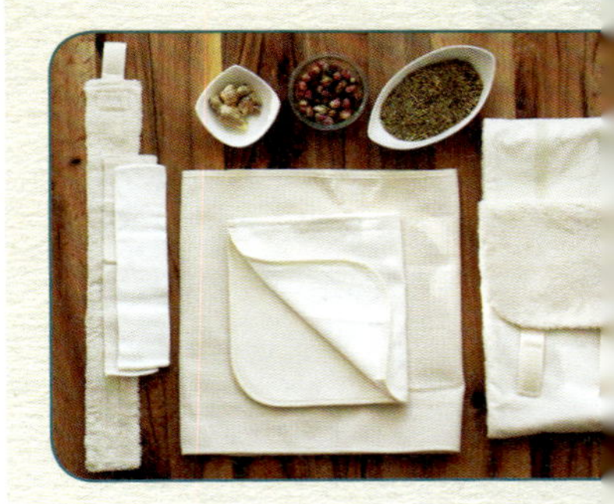

Ein klassischer Wickel ist z. B. der Wadenwickel:

- mit einem feuchten **Innentuch** aus Leinen, das direkt auf die Haut gelegt wird,
- mit einem trockenen **Mitteltuch** aus Baumwolle, das etwa 4 cm größer ist als das Innentuch,
- mit einem trockenen **Außentuch** aus gewebter oder gewalkter Wolle oder Flanell.

Um den Körper fest in die Tücher einzuwickeln, ist ein professioneller Wickel mit einem Zug-und-Gegenzug-Verfahren sinnvoll, der am besten von einer zweiten Person angelegt wird. Für den häuslichen Bereich können Sie sich aber mit vorhandenen Tüchern behelfen, z. B. einem Leinengeschirrtuch als Innentuch, einem Frotteehandtuch als Zwischentuch und einem Moltontuch oder einer kuscheligen Wolldecke als Außentuch. Wenn Sie sich häufiger mit Wickel- und Auflagenbehandlungen verwöhnen und stärken möchten, gönnen Sie sich ein professionelles »Handwerkszeug«. Auf dem Markt gibt es hervorragende Wickelsets, z. B. von der Allgäuer Firma »Wickel & Co.«, in verschiedenen Größen und aus hochwertigen Naturmaterialien.

Auflagen oder auch **Umschläge** umfassen nicht den gesamten Körper oder den gesamten Körperteil, sondern liegen nur einseitig oder teilweise auf. Auch Leberwickel und Halswickel sind eigentlich falsch bezeichnet, weil nur die Leber oder die Schilddrüse mit der Auflage bedeckt wird. Trotzdem spricht man von einem Wickel, da der Körperteil insgesamt umwickelt wird.

Kompressen werden Auflagen für kleinere Körperregionen genannt, z. B. auf dem Ohr oder dem Herz. Darüber hinaus kennt man noch Packungen, bei denen mit dem wirkstoffbehandelten Tuch mindestens die Hälfte des Körpers bedeckt wird, Peloide (Behandlungen mit Moor, Fango, Kreide und Schlamm) und Kataplasma (Brei- oder Pastenumschlag z. B. aus Senf-, Ingwer-, Leinsamen- oder Beinwellpulver).

Kalte Anwendungen

Der kalte Halswickel, der Wärme entzieht

Dieser Wickel findet im akuten und subakuten Stadium eines **Morbus Hashimoto,** eines **Morbus Basedow** und auch einer akuten **Thyreoiditis de Quervain** mit Entzündungszeichen oder Schwellungen sowie Lymphknotenbeteiligung seine Anwendung. Er hat eine kühlende, abschwellende, schmerzstillende und entzündungshemmende Wirkung. Die richtige Temperatur ist dafür ebenso entscheidend wie die Dauer des Wickels. Wird er zur Fiebersenkung eingesetzt, sollte die Temperatur 5–10 °C unter Körpertemperatur liegen, bei anderen Indikationen kann der Halswickel nach persönlichem Empfinden auch kälter sein. Wenden Sie den kalten Halswickel so lange an, wie er kühlt – je nach Zusatz kann das 10–30 Minuten umfassen. Sobald Sie keine Kühlung mehr verspüren, nehmen Sie den Wickel ab. Wiederholungen verstärken die Wirkung. Als mögliche Wickelzusätze kommen Quark (auch mit Zitrone oder ätherischen Ölen), Zitrone und Apfelessig infrage.

Quark hat eine tief greifend kühlende Wirkung und ist in der Lage, Entzündungen aus dem Gewebe zu ziehen. Daher ist er im Akutstadium von Morbus Hashimoto, Morbus Basedow und Thyreoiditis de Quervain meine erste Wahl. Verwenden Sie Magerquark, und verrühren Sie ihn vor der Anwendung zu einer homogenen Masse. Streichen Sie ihn ca. 1 cm dick auf das Innentuch.

- Ist neben der Entzündungshemmung eine allgemeine Beruhigung gewünscht, z. B. bei starken Überfunktionsbeschwerden wie beim Morbus Basedow, können Sie die entspannende Wirkung des Lavendels nutzen. Rühren Sie vor der Anwendung 2–3 Tropfen ätherisches **Lavendelöl** (z. B. von Primavera) unter den Quark.
- Liegen, z. B. bei einer akuten Thyreoiditis de Quervain, Schwellungen über der Schilddrüse und angeschwollene Halslymphknoten vor, können Sie – sofern die Haut nicht gereizt ist – den Quark mit wenigen Spritzern **Zitronensaft** mischen.

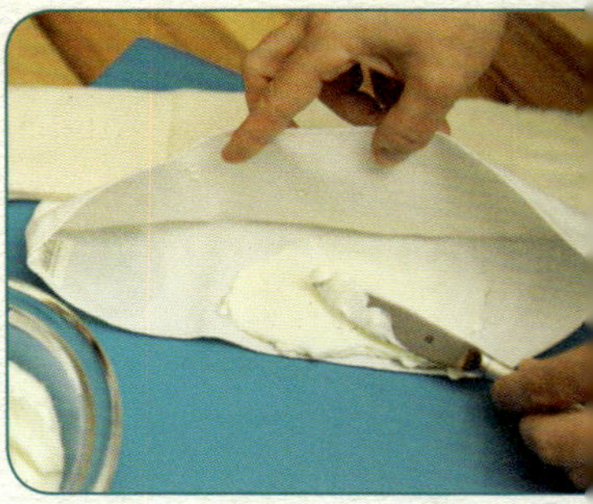

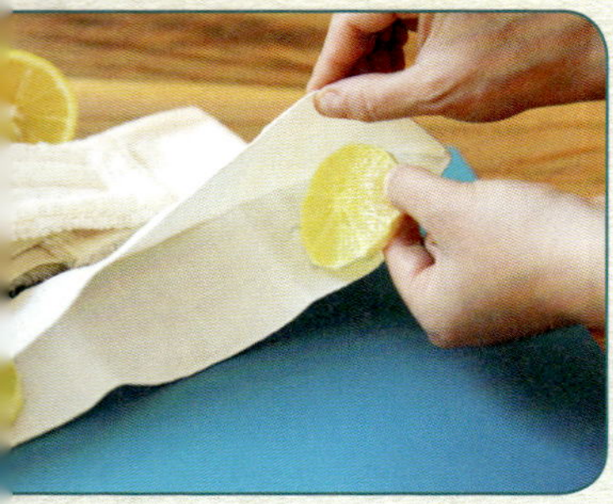

Zitrone können Sie bei Fieber und Halsschmerzen, Schluckbeschwerden und Lymphknotenschwellungen, insbesondere bei einer Thyreoiditis de Quervain, im kalten Halswickel als Erstmaßnahme anwenden. Benutzen Sie dafür Zitronenscheiben ohne Schale aus dem Kühlschrank.

Apfelessig kühlt ebenfalls sehr gut und verstärkt die Reaktion des Körpers auf den Wickel. Sebastian Kneipp verwendete Apfelessig, um Stauungen aufzulösen und eine Ausleitung über die Haut anzuregen. Bei einer akuten Thyreoiditis de Quervain ist der Einsatz von Apfelessig besonders wertvoll. Tränken Sie das gesamte Innentuch in Essigwasser aus 2 Teilen Wasser und 1 Teil Essig, und wringen Sie es leicht aus.

Geben Sie die ausgewählte Zutat auf das Innentuch oder in die Leinentasche des Halswickelsets von »Wickel & Co.«, oder tränken Sie es damit. Breiten Sie dann das Außentuch aus, legen Sie das Mitteltuch darauf und das vorbereitete Innentuch zuoberst. Legen Sie sich den Halswickel an, oder bitten Sie jemanden darum, ihn Ihnen anzulegen. Genießen Sie die 10–30 Minuten Wickelzeit im Liegen oder entspannt sitzend, gegebenenfalls mit einer Wolldecke bedeckt – Sie sollten während

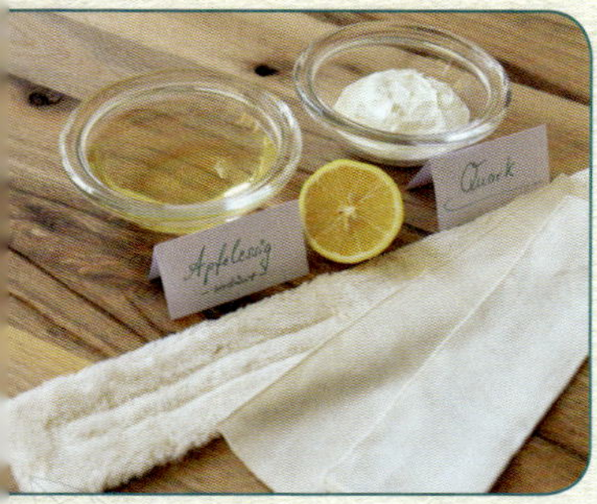

der Anwendung nicht frösteln oder frieren! Sobald der Wickel nicht mehr kühlt, können Sie ihn abnehmen. Beobachten Sie die Nachwirkung, und wiederholen Sie die Behandlung öfter.

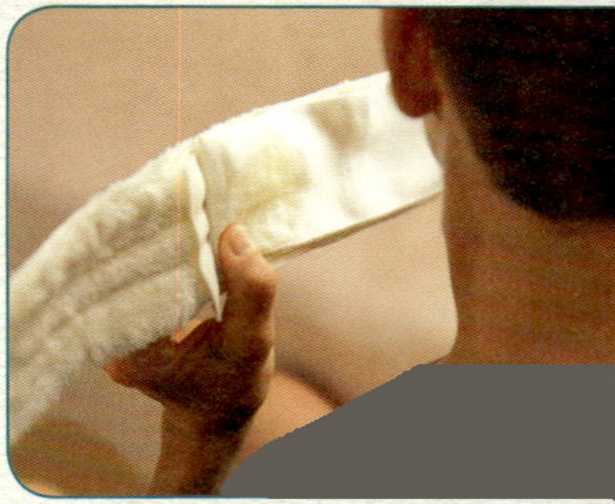

Der kalte Halswickel, der Wärme erzeugt

Bei dieser Anwendung wird dem Körper ein kalter Reiz angeboten, der vom Organismus mit vermehrter Wärmeproduktion beantwortet wird. Dieser Wickel kommt bei subakuten[9] und chronischen Zuständen der **Autoimmunerkrankungen** der Schilddrüse, eventuell bei einer **Dysthyreose** und bei **kalten Knotenbildungen** sowie bei **verkleinerter Schilddrüse** ohne Entzündungszeichen infrage. Die Anwendung bei flüssigkeitsgefüllten Zysten in der Schilddrüse kann den Behandlungserfolg unterstützen. Der kalte Wickel aktiviert den Parasympathikus und fördert damit die Entspannung, weitet die Gefäße, vertieft die Atmung und regt den Stoffwechsel und die Gewebedurchblutung lokal an. Stoffwechselschlacken können besser abtransportiert werden, und die Sauerstoffzufuhr im Gewebe wird erhöht.

Die Durchführung des kalten, wärmeerzeugenden Wickels erfolgt wie beim kalten, wärmeentziehenden Wickel. Achten Sie darauf, dass das Innentuch glatt und faltenfrei um den Hals gelegt wird. Die Dauer des Wickels ist der eigentliche Unterschied zum wärmeentziehenden

9 Nur, sofern die Wärmebildung einen neuen Entzündungsschub nicht fördert – dies muss im Einzelfall abgewogen und sehr genau beobachtet werden!

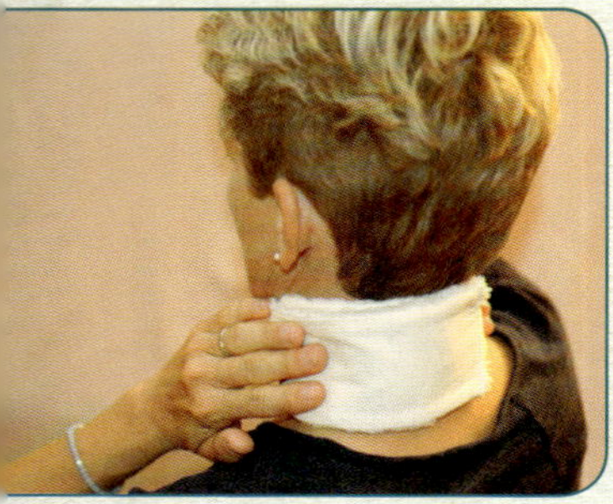

Wickel: Er bleibt 45–90 Minuten angelegt, also über den Punkt hinaus, ab dem der Wickel nicht mehr kühlt. Die körpereigene Wiedererwärmung wird aktiviert, und das Wickeltuch selbst erwärmt sich (dies sollte nach etwa 10 Minuten der Fall sein), was durch den Verbleib unter der Bett- bzw. Wolldecke verstärkt wird. Sie sollten auf keinen Fall frösteln oder frieren. Zusätzlich können Sie eine Tasse heißen Tee trinken. Als Zusätze kommen Retterspitz, Meersalz und Heilerde infrage.

Retterspitz Äußerlich® ist eine fertige medizinische Wickellösung aus der Apotheke – entwickelt von und benannt nach Margarete Retterspitz (1851–1905) –, die Thymol (lindert Entzündungen), Rosmarin-, Zitronen-, Bergamotten- und Orangenblütenöl sowie Arnikatinktur enthält. Er eignet sich, wenn bei Schilddrüsenentzündungen die Halswirbelsäule mit akuten entzündlichen Reizen beteiligt ist und wenn Gelenkblockierungen und Muskelhartspann vorliegen, sofern Kälte von der Wirbelsäule und den Muskeln besser als Wärme toleriert wird. Verdünnen Sie den Retterspitz im Verhältnis 1 : 1 mit 15 °C kaltem Wasser.

Meersalz ist eine gute Alternative zum Retterspitz. Lösen Sie 1–2 TL Meersalz in 250 ml Wasser auf. Sie können der Lösung vor dem Tränken des Innentuches auch ätherische Öle nach Wahl oder Indikation beifügen. Möchten Sie Schmerzen lindern und den Lymphabfluss steigern, empfehlen sich ätherisches Angelikawurzel-, Cajeput-, Kamille-blau- und Salbeiöl.

Heilerde wird aus speziellen, naturreinen Lössablagerungen gewonnen und ist, wie z. B. die Luvos®-Heilerde, reich an den Mineralien Magnesium, Calcium, Eisen und Silikat. Heilerde vermag, Stoffwechselabbauprodukte über die Haut aus dem Gewebe herauszuziehen, zu binden und auszuleiten. Dadurch wird die Sauerstoffversorgung des Gewebes verbessert. Nehmen Sie auf 2 Teile kaltes Wasser etwa 7 Teile Heilerde, und vermischen Sie sie zu einem dickflüssigen Brei. Auch hier können Sie ätherische Öle oder auch ein fettes Öl wie Oliven-, Mandel- oder Sesamöl bzw. ein Ölmazerat wie Calendulaöl hinzugeben. Streichen Sie den Brei 0,5–1 cm dick auf das Innentuch.

Kalte Herzkompresse

Diese Kompresse ist eine wunderbare Möglichkeit für **Morbus-Basedow-**Patienten mit nervöser Unruhe, Erregung und Herzrasen. Sie hilft auch grundsätzlich bei heißen Außentemperaturen, den Kreislauf aufrechtzuerhalten. Die Herzkompresse wirkt herzfrequenzsenkend und dämpfend. Sie benötigen ein ca. 20 x 20 cm großes Leinentuch, ein Baumwolltuch in der gleichen Größe und ein Wolltuch. Tauchen Sie das Leinentuch in kaltes Wasser, und wringen Sie es leicht aus. Legen Sie es nun über die linke Brustkorbseite auf die nackte Haut. Das Baumwoll- und das Wolltuch werden darübergelegt, ansonsten wird der Oberkörper nicht bedeckt. Lassen Sie die Kompresse für 10–15 Minuten liegen. Sie können sie auch mehrmals hintereinander anwenden.

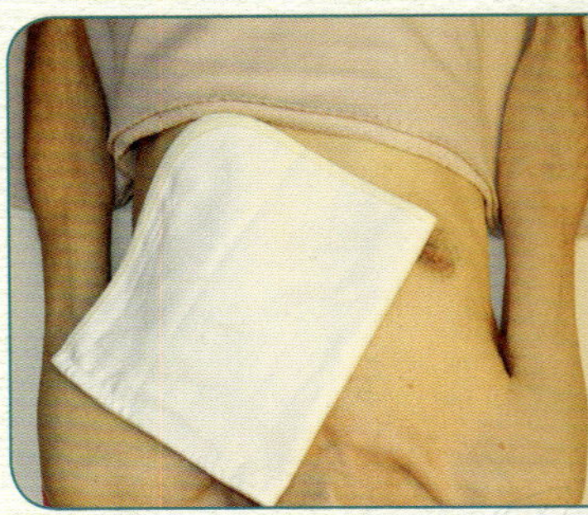

Körperwarme Anwendungen

Körperwarme Anwendungen finden ihren Einsatz in der eigenen Gesundheitsförderung und -vorsorge, insbesondere mit dem Fokus auf der liebevollen Zuwendung zum betroffenen Körperteil oder Organ und der regenerierenden Heilungsunterstützung. Charakteristisch sind die geringe Temperaturdifferenz zwischen der Auflage und der Haut und die lange Auflagedauer. Für die körperwarmen Anwendungen eignen sich sehr gut fette Öl-, Ölmazerat- oder Aromaöl- sowie Salbenauflagen, deren Wirkstoffe in der natürlichen Dunstatmosphäre zwischen der Haut und dem Wickel über die Haut in den Blutkreislauf gelangen. Ätherische Öle aktivieren zudem über die Geruchsnerven direkt das limbische System im Gehirn.

Die sanften, warmen Anwendungen bewirken Entspannung, Schmerzlinderung, verbesserte Wärmeregulation im Organismus sowie Stärkung und Regeneration nach akuten und chronischen Krankheitsprozessen. Sie reduzieren Stress, Nervosität, Schlaflosigkeit und haben einen ausgleichenden Einfluss auf Verdauungs- und Leber-Galle-System. Die Dauer der Anwendungen liegt bei ca. 30 Minuten. Je nach Wohlbefinden und Verträglichkeit können auch mehrere Stunden daraus werden. Während bei anderen Wickeln auf eine bestimmte Dauer geachtet werden muss, ist hier eine verlängerte Anwendung sogar häufig sinnvoll.

Im Bereich der Schilddrüse empfehle ich die körperwarmen Anwendungen insbesondere in der chronischen Phase und der Remissionsphase eines **Morbus Hashimoto,** bei einem chronifizierten **Morbus Basedow** und, wenn eine **verkleinerte oder teilresezierte Schilddrüse** vorliegt, die zur Regeneration und zu neuem Wachstum angeregt werden soll. Für die Leber sind die körperwarmen Anwendungen ebenfalls hilfreich.

Sie benötigen für die Öl- bzw. Aromaölauflagen 3 Mullkompressen – ja nach Körperregion 7,5 x 7,5 cm oder 10 x 10 cm – oder ein Leinen-/Baumwolltuch und zum Abdecken ein kleines Handtuch, Wolltuch, Baumwollvlies oder Heilwolle. Möchten Sie professionelles »Handwerkszeug« verwenden, dann besorgen Sie sich die Kompresse für Pflanzenöle von »Wickel & Co.« und ein passendes Außentuch für die jeweilige Körperregion.
Geben Sie 1–2 TL fettes Öl, eventuell mit ätherischen Ölen, oder 20–30 Tropfen einer fertigen Aromapflegemischung auf die Mullkompressen, die auf dem Abdecktuch liegen. In der Regel ist ein vorheriges Erwärmen im Wasserbad nicht notwendig, da die Auflage durch den Körperkontakt schnell warm wird. Legen Sie die Ölauflage auf die entsprechende Körperstelle, in diesem Fall die Schilddrüse, und schlagen Sie das Außentuch darüber.
Für die Schilddrüse sind Rosen- oder Calendulaöl-Auflagen, Aromaölauflagen mit ätherischem Lavendelöl oder Salbenauflagen mit Lymphdiaral-Salbe (von Pascoe Naturmedizin) zum Abschwellen bei Drüsenschwellungen, Halslymphknotenbeteiligung und Schilddrüsenzysten oder mit Engelwurzbalsam (von Bahnhofapotheke Kempten), der eine wärmende, entspannende und befreiende Wirkung hat, eine gute Wahl.

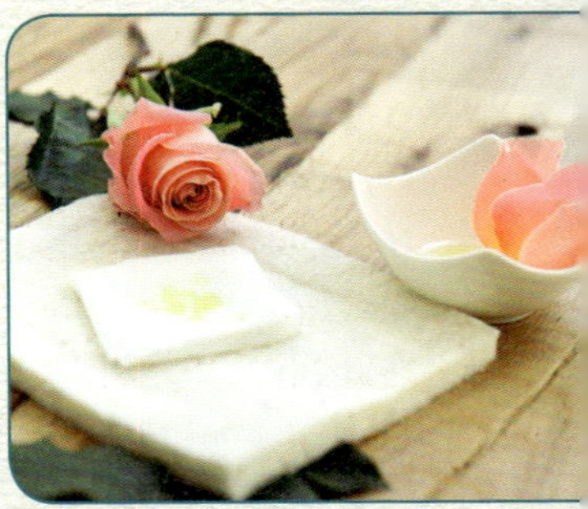

Heiße Anwendungen

Die heißen Anwendungen gehören zu den reizstarken und intensiven Behandlungen mit dem Ziel einer Förderung der Durchblutung, einer vegetativen wie muskulären Entspannung und einer deutlichen Steigerung der Stoffwechseltätigkeit. Daneben sollen das Allgemein- und Wohlbefinden verbessert und die Organtätigkeit gestärkt und gepflegt werden. Für die Schilddrüse direkt kommen heiße Anwendungen nicht infrage, aber für die wichtigen Organe Leber und Nieren, die eng mit einer gesunden und funktionstüchtigen Schilddrüse verbunden sind, sind sie eine Wohltat.

Leber-Leibwickel mit Dampfauflage

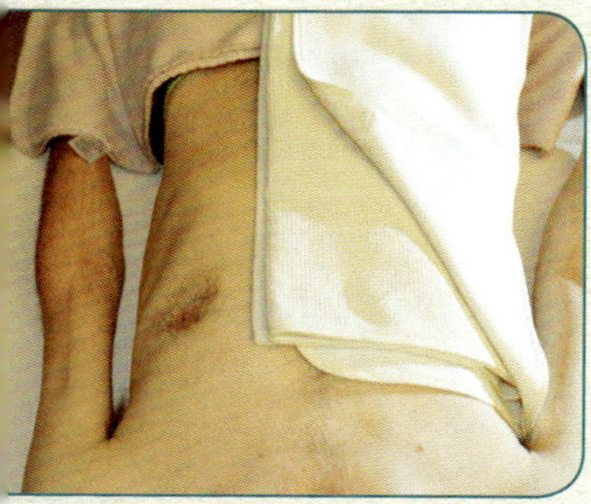

Dampfauflagen sind gemilderte heiße Anwendungen. Dabei wird das feuchtheiße, mehrfach gefaltete Innentuch in ein trockenes Leinentuch und erst dann auf die Haut gelegt. Durch die heiße Auflage setzen Sie einen kurzen Wärmeimpuls von außen, der ohne eine bestimmte Zeitbegrenzung auf den Körper wirken darf (Sie können sich an 45–90 Minuten orientieren, was aber kein Maximum ist). Nach dem Abnehmen der Wärmequelle ist noch eine Nachruhe von ca. 30 Minuten empfehlenswert.

Sie benötigen ein Leinen- oder Waffelpikeetuch als Innentuch, das 6- bis 8-mal gefaltet die Leber (bzw. das Organ oder die Körperstelle, die Sie damit behandeln möchten) komplett bedeckt. Dieses wird in ein Zwischentuch hineingelegt, und das Ganze wird mit einem Außentuch fixiert. Für die Zubereitung sind zudem ein Wasserkocher, eine Schüssel, ein zusätzliches Geschirrtuch zum Auswringen und zwei Wäscheklammern nötig. Als Zusatz möchte ich Ihnen für die Leber die **Schafgarbe** ans Herz legen, die ihr hervorragend beim Entgiften hilft. Kochen Sie einen Tee aus getrockneter Schafgarbe, und legen Sie das bereits gefaltete und gerollte Dampfauflagetuch mithilfe der Wäscheklammern für 2 Minuten hinein, sodass Sie sich nicht verbrennen. Legen Sie das Innentuch anschließend auf das ausgebreitete Geschirrtuch, und wringen Sie beide ebenfalls mithilfe der Wäscheklammern gut aus. Legen Sie das wieder entrollte Tuch in das Zwischentuch. Testen Sie die Verträglichkeit der Hitze am Handrücken, um sicherzustellen, dass Sie sich mit der Auflage nicht verbrennen. Dann platzieren Sie die Dampfauflage auf dem rechten Rippenbogen. Fixieren Sie sie mit dem Außentuch oder einem professionellen Leibwickel mit Klettverschlüssen von »Wickel & Co.«. Eine Wärmflasche kann die Wärmeentwicklung noch von außen unterstützen.

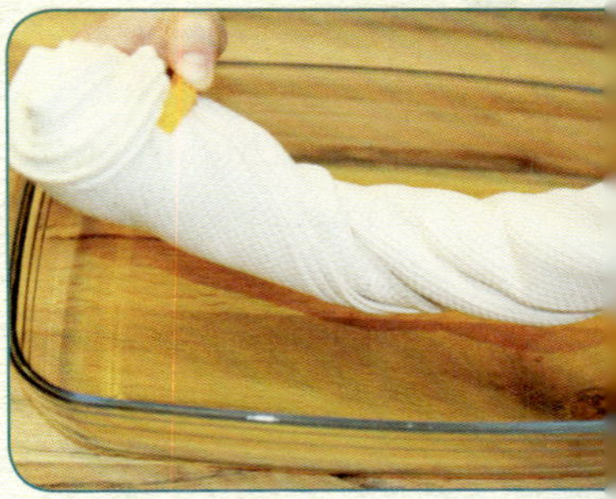

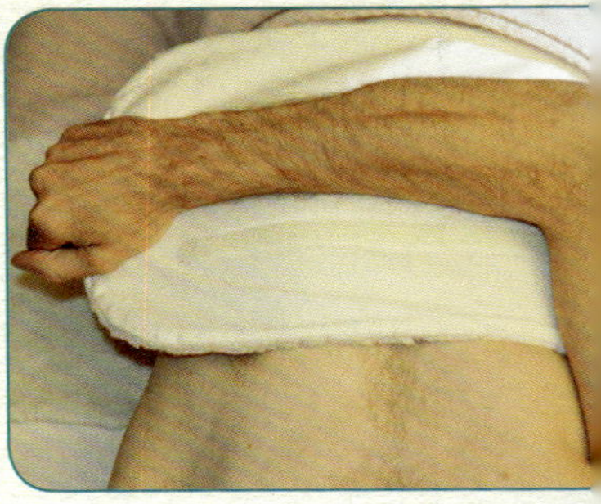

Gönnen Sie sich den Leber-Leibwickel 2-mal wöchentlich abends vor dem Einschlafen. Ziehen Sie nach etwa 45 Minuten die Auflage und das Außentuch heraus, und schlüpfen Sie direkt wieder unter Ihre Bettdecke, damit die Wärme möglichst lange erhalten bleibt und ihre Wirkung entfalten kann. Schlafen Sie gut!

Heißer Nierenwickel mit Ingwer

Wie erwähnt, leiden die Nieren und Nebennieren häufig auch bei einer Schilddrüsenfehlfunktion. Deswegen möchte ich hier eine Wickelanwendung für diese lebensnotwendigen Organe und deren Pflege aufführen. Bei **Unterfunktionssymptomen, Nierenschwäche** und **Burn-out** ist häufig die Wärmeregulation des Körpers gestört, oder die Betroffenen klagen über ständig kalte Füße und zu wenig Lebensenergie. Grundsätzlich liegt meist eine Wärmeunterversorgung vor allem des Unterleibes, der Beine und der Füße vor. Wird die Nierenenergie oder das Chi, wie die Chinesen sie nennen, gestärkt, profitieren davon die Schilddrüse und das gesamte Hormonsystem.

Ein heißer Nierenwickel mit Ingwer sorgt hier für Abhilfe und ist eine bewährte Behandlungsform in der anthroposophischen Medizin. Auch die chinesische Medizin verwendet Ingwer als wärmende Heilpflanze, die die Verdauungskraft und die Lebensgeister weckt. Ingwer wird in der Regel gut vertragen, auch wenn er zu den hautreizenden Zusätzen zählt.

Rühren Sie 1–2 EL Ingwerpulver mit etwa 200 ml heißem Wasser an, und lassen Sie die Mischung 5–10 Minuten zugedeckt stehen. Danach seihen Sie den Aufguss durch ein Tuch ab und tränken das Innenleinentuch darin. Wringen Sie es gründlich aus, und präparieren Sie den Wickel nach dem Drei-Lagen-System. Legen Sie sich am besten auf den Bauch, um den Wickel auf der Nierenregion aufzubringen. Alternativ können Sie sich in Rückenlage auf den vorbereiteten Wickel legen und das Außentuch anschließend festziehen. Die Anwendungsdauer beim Nierenwickel liegt bei 10–30 Minuten – solange es für Sie angenehm ist. Im Anschluss bleibt die Haut meist noch für eine Zeit gerötet und kann auch etwas prickeln oder

jucken. Verwöhnen Sie die Stelle nach der Anwendung mit einem hautberuhigenden Öl wie Mandel- oder Jojobaöl.
Leiden Sie häufig unter kalten Füßen, empfehle ich Ihnen vor dem heißen Nierenwickel ein **Fußbad.** Hierfür lassen Sie 1–2 EL geriebenen, frischen Ingwer 5–10 Minuten in heißem Wasser ziehen. Nach dem Abseihen geben Sie das Ingwerwasser zum warmen Fußbadewasser. Baden Sie Ihre Füße 10–20 Minuten, und pflegen Sie sie danach mit einem hautberuhigenden Öl.
Alternativ können Sie parallel oder auch separat zum heißen Nierenwickel einen **Fußsohlenwickel** anwenden: Schneiden Sie zwei dünne Scheiben frischen Ingwer ab, und legen Sie sie jeweils auf den »Niere 1«-Akupunkturpunkt im vorderen Fußdrittel. Legen Sie darauf 1–3 Mullkompressen, und umwickeln Sie den Fuß mit einer Mullbinde. Decken Sie beide Füße während der Anwendungsdauer von 10–30 Minuten mit einer Wolldecke zu. Dieser Meridianpunkt wird auch als »Neben-« oder »Hilfsniere« bezeichnet. Der Wickel verbindet so den gesamten unteren Körper wieder energetisch und regt eine optimale Wärmeverteilung an.

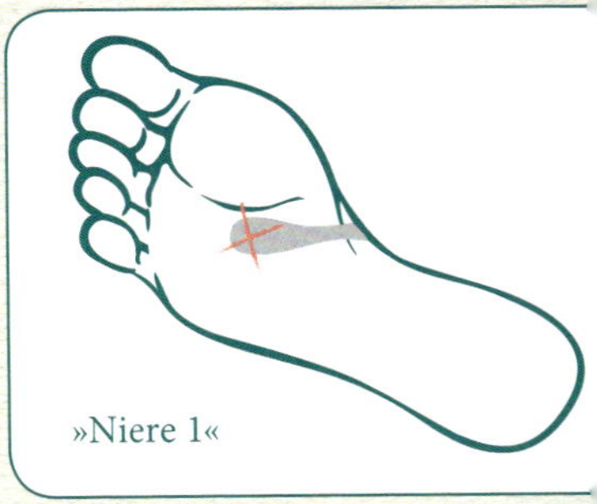

Trauen Sie sich, einige der Wickelanwendungen selbst auszuprobieren – Ihre Schilddrüse und Ihre Lebensqualität werden es Ihnen danken! Erfreuen Sie sich an der Linderung, an der frischen Energie, an feinen Düften und an Ihrem neuen Wohlbefinden. Falls Sie mit der Auswahl unsicher sind, sprechen Sie mit Ihrem Therapeuten darüber.

FARB-ORGANMEDITATION (NICHT NUR) FÜR DIE SCHILDDRÜSE

Als ich selbst vor knapp 20 Jahren von einer gesundheitlichen Krise herausgefordert wurde, begab ich mich zunächst auf die Reise zu fernöstlichen Heilansätzen wie der Traditionellen Chinesischen Medizin. In den Übungen des Qi Gong fand ich eine Möglichkeit, zur Ruhe zu kommen und achtsam mit mir selbst umzugehen, wie ich sie aus westlichen Übungsritualen – auch als Physiotherapeutin – nicht kannte. Ich durfte die regenerative Kraft des Qi Gong sehr eindrücklich an mir selbst erfahren. Ich hatte damals über viele Monate unerkannte Gallenkoliken, die mich nach der Geburt meines Sohnes quälten. Wenn sich eine Kolik ankündigte, konnte ich kaum noch atmen. Ich rang nach Luft, und es fühlte sich an, als schlinge sich ein breites Band um meinen Brustkorb. Ich erlebte regelrechte Panikzustände und dachte jedes Mal, ersticken zu müssen. Mich sahen zu dieser Zeit viele Ärzte, aber keiner konnte diagnostizieren, was mit mir los war. Die Schublade »psychisch« wurde dann irgendwann herausgezogen, und meine Beschwerden wurden darin verstaut, weil keine körperliche Ursache gefunden werden konnte. Nach über einem Jahr brachte mich mein damaliger Mann völlig verzweifelt in die Notaufnahme der Universitätsklinik und machte den Ärzten dort deutlich, dass er mich erst wieder mit nach Hause nehmen würde, wenn klar wäre, was für meine Beschwerden verantwortlich war. Dieses Mal konnten die Ärzte relativ schnell meine Beschwerden zuordnen: Ich habe über einen langen Zeitraum – wahrscheinlich Jahre – immer wieder sehr kleine Gallensteine (gewöhnlich sind es eher größere Steine, die in der Gallenblase verbleiben) produziert, die aus der Gallenblase in den kleinen Gallengang zum Dünndarm hin gespült worden waren und diesen dann blockiert hatten. Dies war der Grund für meine immer wiederkehrenden unerklärlichen Schmerzen und Luftnotattacken. Wenn ich mich wieder entspannt hatte – damals meist mithilfe eines starken Schmerzmittels –, lösten sich die kleinen Steine und die Panik auf, und ich fühlte mich erleichtert. Durch diese oftmaligen Blockaden des Gallengangs über einen langen Zeitraum war mein Bauchspeicheldrüsen-Leber-Gallenblasen-System derart gereizt, der gesamte Organbereich innerlich so entzündet, dass vor allem die Bauchspeicheldrüse damit nicht mehr umgehen konnte. Die Bauchspeicheldrüsenentzündung musste erst beruhigt werden, bevor die Chirurgen dem permanenten Ausspülen der kleinen Gallensteine durch die Entfernung meiner Gallenblase ein Ende setzen konnten. Als ich nach sechs Wochen endlich wieder zu Hause war, beschloss ich, umfassend gesund zu werden und dies in meine eigenen Hände zu nehmen. Ich erfuhr von einem Qi-Gong-Kurs in meiner Nähe und ging von da an alternative Wege, weil mir ganz klar war, dass ich nicht nur körperlicher, sondern auch seelischer Genesung bedurfte. In den langen Krankenhauswochen gewann ich eine Klarheit über meine Lebensumstände und traf erste, weichenstellende Entscheidungen, die dann gut zwei Jahre später in der Trennung von meinem Mann mündeten. Langsam baute ich meine Kräfte wieder auf, und auf diesem Weg lernte ich eine sehr effektive und leicht auszuführende Organmeditation mit Farben und Licht kennen. Sofort, nachdem ich diese Meditation das erste Mal durchgeführt hatte, verspürte ich eine kraftvolle Regeneration und das Gefühl, zurück zu mir zu finden. Die Wirkung war enorm. Seit alters werden Farben zur Heilung eingesetzt. Die Idee, verschiedenen Organen Farben zuzuordnen, war für mich völlig neu, aber faszinierend und absolut einleuchtend.

Den einzelnen Organen und ihren unterschiedlichen Funktionen Aufmerksamkeit und Dankbarkeit entgegenzubringen und mich ihnen zuzuwenden, erfüllte mich mit Harmonie. Ich füge in diesem Buch der Meditation, wie ich sie lernte, die Schilddrüse hinzu, da gerade diese kleine Hormondrüse gern vergessen wird und ich seit vielen Jahren erlebe, wie wenig Aufmerksamkeit sie von Ärzten, aber auch betroffenen Patienten erhält. Ich sehe das als wunderbare Möglichkeit, ihr Interesse und Pflege zukommen zu lassen, damit sie wieder stark und anpassungsfähig für unseren Organismus wirken kann. Es ist neben dem physischen In-die-Hand-Nehmen eine gute Möglichkeit, für die Genesung des Schmetterlings in der Mitte des Kehlkopfchakras zu sorgen.

Nehmen Sie sich 10–15 Minuten Zeit, und ziehen Sie sich an einen Ort der Ruhe und Entspannung zurück. Sie können die Meditation im Sitzen oder im Liegen durchführen. Meine Anleitung bezieht sich auf letztere Option. Im Qi Gong verwendet man das »innere Lächeln«, um die Energien zu lenken. Für die Qi-Gong-Praktizierenden stellt es darüber hinaus eine innere Haltung zum gesamten Leben dar.
Legen Sie sich zunächst bequem auf den Rücken, am besten mit einem Kissen unter dem Kopf und einer Rolle unter den Knien, damit Sie so bequem und entspannt wie möglich liegen können. Sollte es kühl im Raum sein, decken Sie sich zu, damit Sie nicht frösteln. Lassen Sie Ihre Knie entspannt etwas nach außen fallen, und breiten Sie Ihre Arme seitlich etwas aus, wobei Ihre Handteller gen Himmel zeigen.
Erspüren Sie zunächst Ihre Liegeposition. Schließen Sie Ihre Augen, und kommen Sie auf Ihrer Unterlage an. Geben Sie Ihren Muskeln Zeit, loszulassen und sich zu entspannen. Atmen Sie tief durch die Nase ein und durch den leicht geöffneten Mund langsam wieder aus. Lassen Sie sich einige Atemzüge Zeit, um in den ganz eigenen Rhythmus Ihrer Atmung zu finden.

Wenn Sie zur Ruhe gekommen sind, sich Ihre Atmung und Ihr Herz beruhigt haben, beginnen Sie damit, sich selbst innerlich zuzulächeln. Das mag Ihnen ungewohnt vorkommen, ist aber eine hervorragende Art und Weise, mit sich selbst milder und liebevoller umzugehen. Zweifel, Selbstkritik und -verurteilung dürfen jetzt endgültig weichen.

Legen Sie nun Ihre rechte Hand locker auf Ihren rechten unteren Rippenbogen. Hier liegt Ihre **Leber.** Durch den Kontakt mit Ihrer Hand kommt es zu einem Wärmefluss und zu einer verstärkten Wahrnehmung des größten Entgiftungsorgans Ihres Körpers. Visualisieren Sie nun ein **sattes, kräftiges Grün.** Senden Sie dieses Grün im nächsten Moment zu Ihrer Leber, und füllen Sie sie nach und nach mit der kräftigen Farbe, sodass Ihre Leber grün leuchtet. Stellen Sie sich vor, wie neue Energie in die Leber einströmt und »verbrauchtes Chi« – wie die Chinesen Schlacken, Gifte, Fremdstoffe und Schwermetalle bezeichnen – aus der Leber ausgeleitet wird, um sie zu entlasten. Lächeln Sie Ihrer Leber gütig zu, und bedanken Sie sich für ihre wertvolle Arbeit, die sie Tag für Tag verrichtet.

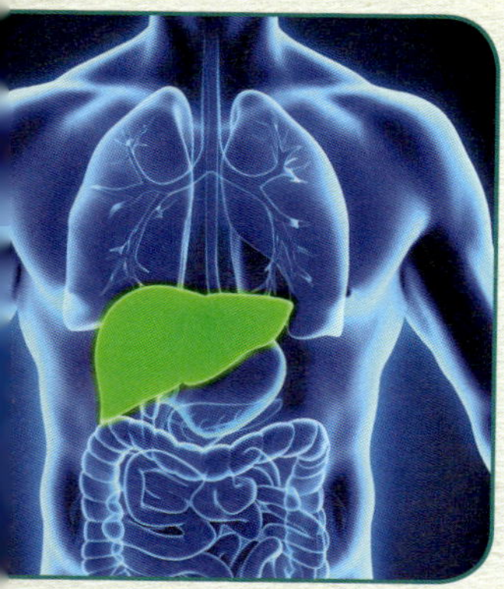

Nehmen Sie zunächst wieder die Ausgangshaltung ein. Legen Sie nun Ihre linke Hand locker flächig auf den linken Oberbauch über Ihre **Milz.** Lassen Sie ein **warmes Gelb** vor Ihrem inneren Auge entstehen, und senden Sie es zu Ihrer Milz, dem wichtigen lymphatischen und immunologischen Organ, das täglich für Sie und Ihre Abwehr aktiv ist. Füllen Sie sie ganz und gar mit dieser schönen, warmen Farbe, und lassen Sie sie in Ihrem Oberbauch wie eine Sonne erstrahlen. Holen Sie sie ans Licht, und schenken Sie ihr Ihre volle Aufmerksamkeit. Neue Energie strömt mit dem Gelb in die Milz, und gemeinsam mit Ihrem Ausatmen verschwindet auch hier das »verbrauchte Chi«.

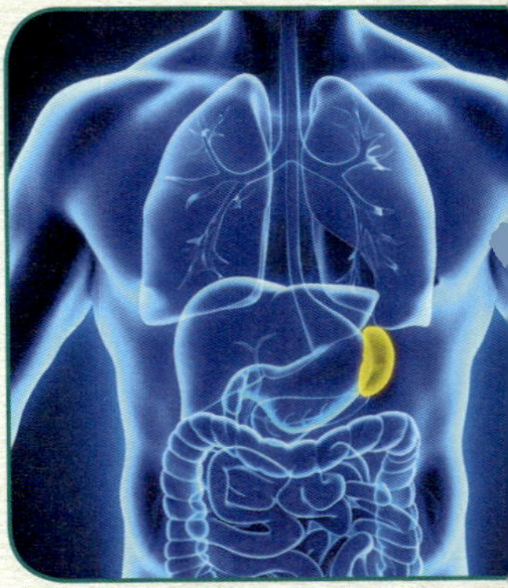

Gehen Sie von der Milz weiter zu Ihren Lungenflügeln. Legen Sie nun beide Hände auf Ihren Brustkorb. Atmen Sie tief ein und aus, und nehmen Sie Kontakt zu Ihrer **Lunge** auf, dem Organ, das intensiv mit der Außenwelt in Verbindung steht und den lebensnotwendigen Sauerstoff in Ihren Körper bringt. Tauchen Sie Ihre Lunge in ein **lichtvolles Weiß.** Vertreiben Sie damit alles Trübe und Ihre Traurigkeit, die nach Ansicht der chinesischen Medizin in der Lunge sitzt. Die Lungenflügel erscheinen vor Ihrem inneren Auge wie zwei Engelsflügel und erhalten mit

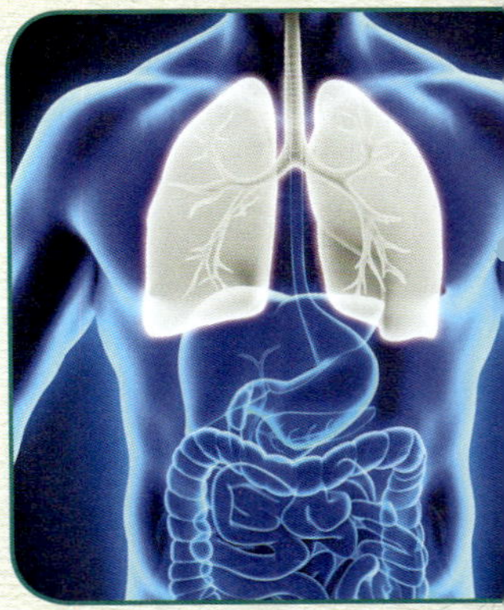

jedem Atemzug neue, saubere Energie. Erspüren Sie die wohltuende Kraft des weißen Lichts und Ihrer freien, gelösten Atmung.

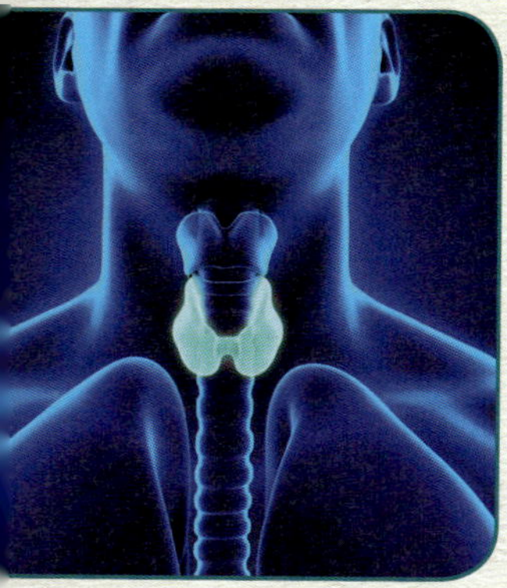

Richten Sie Ihre Aufmerksamkeit im Anschluss auf Ihren Hals – die Region, in der Kehlkopf, Luftröhre, Stimmbänder und die **Schilddrüse** eng zusammenliegen. Diese Stelle verbindet den Körper mit dem Kopf. Sofern es Ihnen möglich und angenehm ist, legen Sie vorsichtig eine Hand locker auf Ihre Halsmitte, halten Sie kurz inne, und erspüren Sie den Luftstrom, der sich von hier nach unten zur Lunge fortsetzt. Stellen Sie sich nun ein **helles, leuchtendes Aquamarinblau** vor, und senden Sie diese Farbe zu Ihrer Schilddrüse, bis diese sich nach und nach vollständig damit füllt. Es leuchtet wie Sonnenstrahlen auf einer Wasseroberfläche. Sie erkennen deutlich den Schmetterling in Ihrem Hals, der so unendlich viele Körperfunktionen ausführt und Ihren Organismus mit warmer und feuchter Energie versorgt. Halten Sie inne, genießen Sie diesen Anblick, und verabschieden Sie sich dann dankbar.

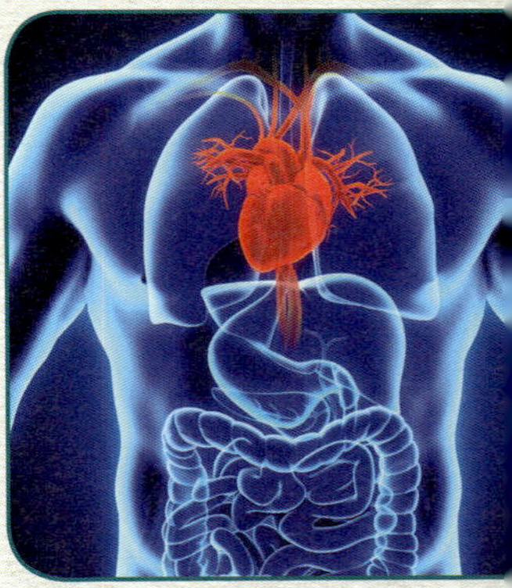

Legen Sie nun die rechte Hand auf das **Herz** auf der linken Brustseite, und nehmen Sie so Ihren eigenen Herzschlag wahr. Danken Sie Ihrem Herzen für seine pausenlose Tätigkeit. Es versorgt Ihren gesamten Organismus mit frischem Blut. Lassen Sie Ihr Herz von einem **lichten Hellrot** durchströmen, das es stärkt und kräftigt. Verabschieden Sie sich von allem Sorgenvollen und Belastenden. Füllen Sie Ihr Leben und Ihr Herz mit neuer und purer Lebensfreude. Nehmen Sie sich voller Neugierde und neu erlangter Vitalität die Realisierung Ihrer Träume vor, und lächeln Sie Ihrem Herzen gut gelaunt zu!

Gehen Sie zuletzt zu den **Nieren.** Schieben Sie beide Hände mit den Handflächen zum Boden unter Ihren Rücken knapp unterhalb des Endes der Rippen. Kommen Sie zunächst wieder in dieser Position an, und atmen Sie einige Atemzüge lang ruhig tief ein und aus. Ein **dunkles Blau** erscheint vor Ihrem inneren Auge. Lenken Sie es in Ihre bohnenförmigen Nieren und die auf ihnen sitzenden **Nebennieren** rechts und links von der Wirbelsäule. Füllen Sie sie mit der tiefblauen Farbe, und lassen Sie das Blau in Ihrem Körper erstrahlen. Über Ihre Beine und Füße können das »verbrauchte Chi« und Ihre Ängste aus den Nieren hinausfließen. Die Nieren sind wichtige Ausleitungsorgane, die Ihre Körperflüssigkeiten zuverlässig filtern und reinigen. Die Nebennieren produzieren wichtige Hormone, doch sind oftmals von Stress und Ihrem Lebensstil erschöpft. Schenken Sie ihnen neue

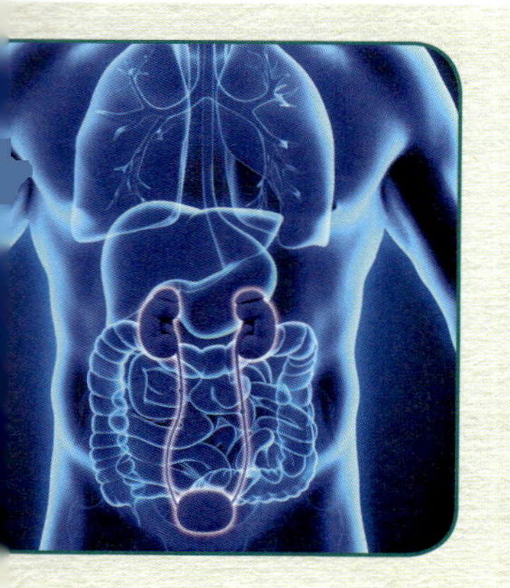

Kraft für ihren lebensnotwendigen Dienst. Gewinnen Sie dadurch Ihre Gelassenheit und Ihre innere Ruhe zurück. Ihr gesamtes Nervensystem entspannt sich.

Nach chinesischer Tradition im Qi Gong können Sie zum Abschluss der Meditation noch alle Farben im »Unteren Zentrum« sammeln. Sie finden es unterhalb Ihres Bauchnabels und oberhalb Ihres Schambeins. Nach Ansicht der Chinesen ist es ein wichtiges und kraftvolles Energiezentrum, aus dem wir täglich schöpfen können.

Führen Sie diese Meditation am besten täglich durch oder, sooft Sie möchten. Wenn Ihnen nur wenig Zeit zur Verfügung steht, können Sie auch einzelne Organe auswählen. Widmen Sie sich z. B. in einer Session Leber und Schilddrüse, und schenken Sie beim nächsten Mal Herz und Nieren Ihre Aufmerksamkeit. Fühlen Sie sich frei, Ihre persönliche Art der Farb-Organmeditation zu finden und zu erfahren, wie sie Ihnen Kraft und Energie schenkt. Sich den eigenen Organen zuzuwenden, ihnen zuzulächeln und sich ihrer bewusst zu werden, ist ein kraftvoller Heil- und Genesungsimpuls.

AKTIVE ÜBUNGEN FÜR DIE SCHILDDRÜSE UND DAS HORMONSYSTEM

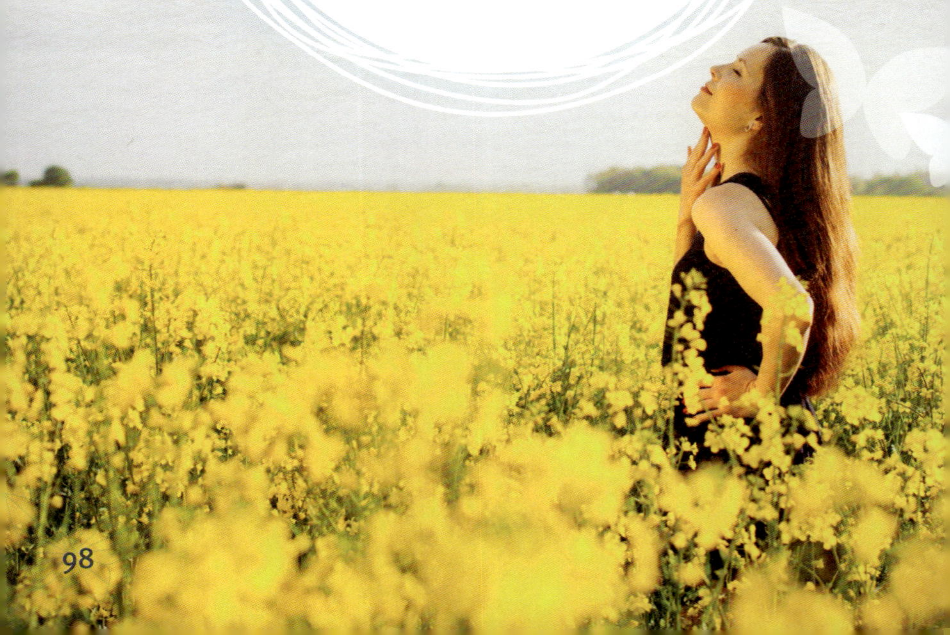

Wie die Muskulatur und die Gelenke immer wiederkehrende Bewegung für eine gute Funktion und Durchblutung benötigen, so brauchen auch die Hormondrüsen eine Anregung ihrer Tätigkeit, da sie sonst in gewisser Weise verkümmern und ihre Hormonproduktion allmählich einschläft. Die Organe aktiv zu trainieren, ist nicht erst im fortgeschrittenen Alter wichtig, denn es ist auch eine effektive Prophylaxe gegen Funktionsstörungen der Drüsenorgane und sehr hilfreich in der Regeneration – z. B., wenn die Schilddrüse nach Entzündungsprozessen Verklebungen und Vernarbungen im Gewebe aufweist oder deutlich verkleinert zurückbleibt. Die Übungen, die im Folgenden beschrieben werden, bewirken als besonderen Nebeneffekt eine gesteigerte Glückshormonausschüttung, die Ihnen Antrieb gibt und Sie in eine gute Stimmung versetzt. Genießen Sie das Training, und haben Sie Spaß an Ihrem Leben!

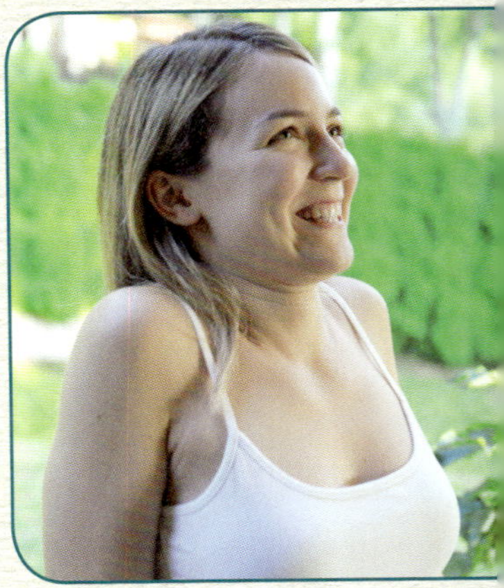

Schüttelübung aus dem Qi Gong

Diese Übung ist bestens geeignet, alle unsere Hormondrüsen »auf Trab« zu bringen. Sie wirkt lockernd, entspannend, zentrierend, fokussierend, reinigend, energetisierend, verjüngend, fördert das Loslassen und schenkt neue Kraft. Zudem stärkt sie wunderbar unsere Verbindung zu Mutter Erde.

Stellen Sie sich an einen Platz, an dem Sie sich wohlfühlen und genug Raum um sich herum haben. Die Beine sind hüftbreit geöffnet, die Knie ganz leicht gebeugt, die Haltung ist aufrecht, aber locker, die Arme hängen neben Ihrem Körper. Der Kopf ist gerade, Ihr Blick nach vorn gerichtet. Wenn Sie einen guten Stand gefunden haben, schließen Sie sanft die Augen, und erspüren Sie zunächst ohne Bewegung Ihre Position. Gehen Sie mit Ihrer Aufmerksamkeit zu den Fußsohlen, und stellen Sie fest, ob Sie flächig auf dem ganzen Fuß stehen oder mehr Gewicht auf die Fersen oder auf die Fußballen verlagert haben. Korrigieren Sie Ihren Stand so, dass Ihr Körpergewicht möglichst auf den gesamten Fuß verteilt ist. Ein guter Stand ist beim Schütteln wichtig.
Beginnen Sie mit kleinen, feinen Schüttelbewegungen, die von außen kaum sichtbar sind, und beobachten Sie sich selbst dabei: Wo schüttelt es? Wo am meisten? An welcher Stelle Ihres Körpers sind Sie fest? Steigern Sie das Schütteln ohne Anstrengung – es geht nicht um schneller, höher, weiter. Wichtig ist, dass Sie in ein Schütteln des gesamten Körpers kommen, das Ihnen angenehm ist. Während dieser Phase stellt sich meist ein Wohlgefühl ein, man gerät in eine Art meditativen Zustand und schüttelt sich fast

automatisch weiter. Diese Phase dauert etwa 5–7 Minuten – je nachdem, wie angenehm es Ihnen ist und wie viel Freude Sie daran haben. Es geht darum, sich zu lockern, sich zu entspannen, sich zu spüren und zu sich zu kommen.

In Phase 2 wird das Schütteln zielgerichteter und intensiver: Schütteln Sie Ihren Körper aktiv, schütteln Sie die Gelenke aus, und Sie dürfen dabei auch die gerade Haltung verlassen. Nur der feste Stand auf den Füßen sollte während der gesamten Übung gewährleistet sein. Stellen Sie sich in dieser Phase vor, dass Sie allen Müll, alles Gift aus den Händen (bzw. den Handchakras auf den Innenflächen) hinausschütteln und über die Füße in die Erde ableiten. Schütteln Sie so lange, bis Sie das Gefühl bekommen, dass alles Ungesunde und Negative Sie verlassen hat und Sie körperlich müder werden. Das kann 10–15 Minuten dauern – muss es aber nicht. Ihre Empfindung ist entscheidend.

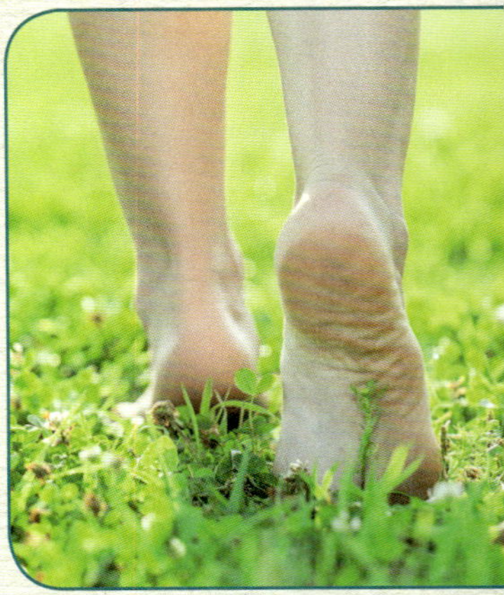

Verringern Sie am Ende von Phase 2 die Schüttelbewegungen bis zum vollständigen Zurruhekommen. Finden Sie einen festen Stand, und beobachten Sie, was nun in Ihrem Körper passiert. Spüren Sie nach, was das Schütteln in Ihnen und mit Ihnen gemacht hat. Nehmen Sie Ihre Stimmung und Ihre Emotionen wahr. Spüren Sie Ihre Verbindung zur Erde über Ihre Füße. Zum Abschluss der Übung breiten Sie Ihre Arme neben sich aus, drehen Sie die Handflächen nach vorn, und lassen Sie über Ihre Hände, Ihren Scheitel und Ihre gesamte Haut helle, strahlende Energie in sich hereinströmen. Visualisieren Sie diese Energie, und nehmen Sie sie bewusst in Ihr System auf. Dies dauert in der Regel etwa 5 Minuten. Kommen Sie am Ende langsam und gelassen ins Hier und Jetzt zurück, öffnen Sie Ihre Augen, und verlassen Sie die Position.

Diese Übung können Sie überall durchführen. Sie brauchen weder spezielle Kleidung noch besondere Utensilien. Gönnen Sie sich diese Aktivierung so oft wie möglich – Sie werden es lieben!

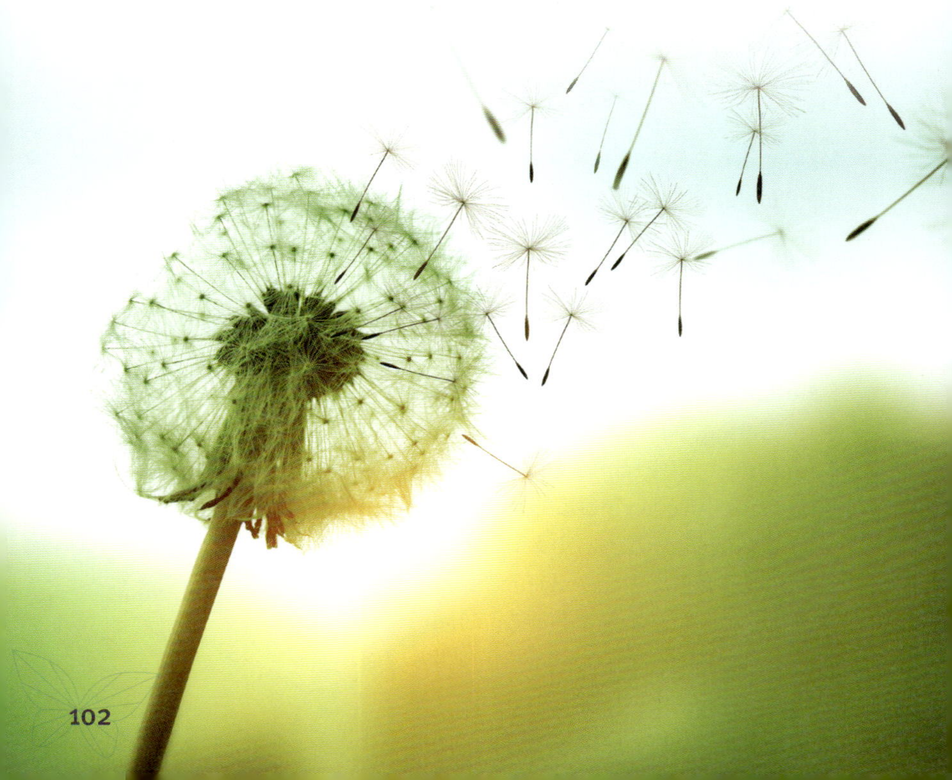

Kleine Organübungen

Ausführlicher möchte ich auf spezielle Übungen für die Schilddrüse und die restlichen Hormondrüsen eingehen. Sie bedingen sich gegenseitig und stehen im Zusammenhang mit den Chakras, weshalb es wertvoll ist, im »Drüsenverband« und nicht bloß mit der Schilddrüse zu üben. Da, wie erwähnt, die Schilddrüse mit den Nebennieren und den Gonaden Funktionseinheiten in der hormonellen Achse bildet, werden auch diese Organe trainiert. Alle Bewegungen und Übungen sind sehr leicht zu erlernen und in den Alltag zu integrieren. Sie sorgen für Aktivierung, Schwung und Energie in Ihrem Leben und lassen die Drüsen dadurch bestens arbeiten.

Praktizieren Sie morgens für 10–20 Minuten folgende Übungen oder, je nach verfügbarer Zeit, eine Auswahl davon:

- Rollen Sie Ihre Zunge 8- bis 10-mal von vorn hinter den Schneidezähnen am Gaumen entlang nach hinten und wieder zurück. Dies aktiviert die **Hypophyse.**
- Strecken Sie Ihre Halswirbelsäule, und führen Sie in einer langsamen, kontrollierten Bewegung 6- bis 8-mal Ihr Kinn zu Ihrem Brustbein. Sie spüren eine Dehnung der Nackenmuskulatur. Die Übung aktiviert die **Hypophyse** und die **Schilddrüse.**
- Setzen Sie sich aufrecht auf das vordere Drittel eines Stuhles. Stellen Sie sich vor, an Ihrem Scheitel sei eine Schnur befestigt, an der Ihr Körper nach oben gezogen wird. Strecken Sie dabei Ihre Wirbelsäule, sodass Sie das Gefühl haben, es sei mehr Platz zwischen den einzelnen Halswirbeln. Aus dieser Stellung heraus neigen Sie langsam und kontrolliert das rechte Ohr zur rechten Schulter und richten Ihren Kopf dann wieder auf. Halten Sie kurz inne,

denken Sie wieder an die Schnur, die Sie nach oben zieht, und neigen Sie dann langsam und kontrolliert den Kopf zur linken Seite, sodass das linke Ohr der linken Schulter näher kommt. Das Ohr bewegt sich auf die Schulter zu, nicht die Schulter auf das Ohr. Wiederholen Sie die Bewegung auf jeder Seite 5-mal. Sie aktiviert die **Schilddrüse** und die **Hypophyse.** Nicht selten sind Nackenbeschwerden ein Ausdruck von Schilddrüsenfunktionsstör ungen, denen man u. a. mit Übungen wie dieser begegnen kann.

- Als Variation drehen Sie nun Ihren Kopf von der gestreckten Mittelposition aus langsam so weit wie möglich nach rechts. Verharren einige Sekunden in dieser Position, um den Muskeln, Halsfaszien und Gelenken Zeit einzuräumen, nachzugeben und loszulassen. Für eine gute Muskeldehnung braucht es immer etwas Zeit. Bewegen Sie nun langsam den Kopf wieder zurück in die Ausgangsposition und halten diese für 3–4 ruhige Ein- und Ausatemzüge. Drehen Sie den Kopf im Anschluss nach links, und wiederholen Sie die Übung wie beschrieben für diese Seite. Insgesamt bewegen Sie den Kopf jeweils 5-mal nach rechts und 5-mal nach links. Diese Übung sollten Sie durchführen, wenn Sie sich ausreichend Zeit und Muße dafür nehmen können und nicht zum nächsten Termin hetzen müssen. Sie lösen damit nicht nur Verspannungen und Verhärtungen in der Halsmuskulatur, es kommt auch Bewegung in die gesamte Halsvorderseite. Die Haut, Unterhaut und die vorderen Halsfaszien werden durch die Bewegung gedehnt, voneinander gelöst und vermehrt durchblutet. Wer **Entzündungsverklebungen, Knotenbildungen in der Schilddrüse** und eine **verkleinerte, verhärtete Schilddrüse** hat, wird von einem regelmäßigen Üben dieser Halsrotation profitieren.

- Schneiden Sie zur Ergänzung ausgiebig Grimassen, und öffnen und verschieben Sie Ihren Kiefer in alle Richtungen. Geben Sie Töne dazu von sich – Schilddrüsenfunktionsstörungen sind oft von Heiserkeit, häufigem Räuspern und einer vertieften oder auch leiseren Stimme begleitet. Nutzen Sie die Übung, um zugleich Ihren Stimmapparat und die Stimmbänder zu aktivieren. Strecken Sie Ihre Zunge mehrere Male so weit wie möglich aus Ihrem Mund. Unterstützen Sie die Bewegung mit Geräuschen wie »Ähhhhh…« oder Ähnlichem. Tönen Sie kreativ alles aus sich hinaus, was hinauswill. Üben Sie zunächst allein, um sich zu trauen, sich voll und ganz auszudrücken. Wenn Sie später mit mehreren üben, werden Sie erleben, dass eine Gruppe auch dazu beitragen kann, dass Sie sich gehen lassen und in besonderem Maße tönen. Diese Übung aktiviert hervorragend Ihr Kehlkopfchakra und löst »Feststeckendes«. Sie ist auch besonders hilfreich, wenn Sie sich über etwas ärgern oder nicht wahrgenommen fühlen.

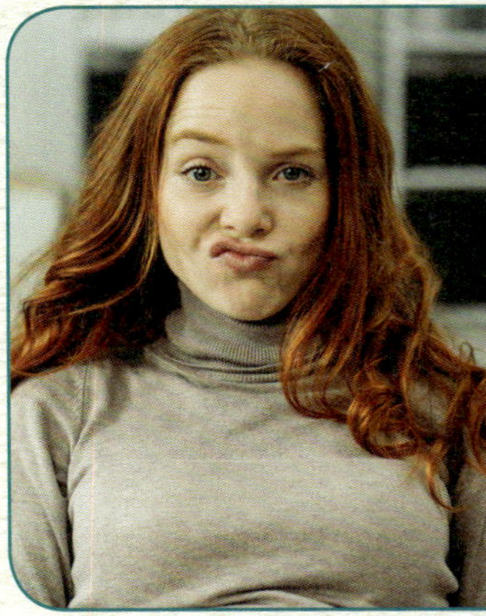

- Stellen Sie sich hin, und formen Sie Ihre Hände zu Fäusten, ohne den Daumen zu umschließen. Führen Sie Ihre Hände auf den Rücken auf Höhe der Nieren. Reiben Sie mit den Fingergrundgelenken ca. 10- bis 15-mal beidseits über die Nierenregion. Öffnen Sie im Anschluss die Fäuste, und streichen Sie die Nierenregion mit den flachen Händen nach unten und nach oben aus. Diese Übung aktiviert die **Nieren** und die **Nebennie-**

ren. Der erste Teil der Übung aktiviert die Nierenenergie, der zweite verteilt und besänftigt sie. Bitte kombinieren Sie immer beide Teile, da das reine Reiben der Nieren zu aufwühlend sein kann.

- Heben Sie im Stehen abwechselnd die Fersen je 15-mal in Richtung Gesäß. Diese einfache Übung aktiviert bei Frauen die Tätigkeit der **Eierstöcke,** bei Männern die der **Hoden.** Diese Übung ist sehr alltagstauglich und auch nebenbei ausführbar. Sie können sie in der Schlange im Supermarkt, in der Pause vor dem Kaffeeautomaten oder in der Küche bei der Essenzubereitung einbauen.
- Setzen Sie sich auf das vordere Drittel eines Stuhles, verschränken Sie die Arme vor Ihrer Brust, und halten Sie sich an den Schultern. Jetzt bewegen Sie sich mit geradem Rücken und gekreuzten Armen nach vorn. Beugen Sie aus der Hüfte den Rumpf 8- bis 10-mal. Dabei wird er von den Ellbogen geführt. Durch die Vorwärtsbewegung entsteht ein leichter Zug auf den gesamten Rücken und seine Muskulatur. Auch diese Übung aktiviert die **Fortpflanzungsdrüsen** bei beiden Geschlechtern. Zur Intensivierung drehen Sie den Oberkörper abwechselnd um etwa 45 Grad nach rechts und nach links, während Sie sich vorbeugen.

Üben Sie diese Bewegungen mit einem inneren Lächeln, wie Sie es bei der Farb-Organmeditation kennengelernt haben, und genießen Sie die Aktivierung Ihrer Zellen, Ihrer Muskeln und Gelenke sowie Ihrer Hormondrüsen. Bedanken Sie sich am Ende einer Trainingseinheit für Ihren wunderbaren Körper, und gehen Sie im Anschluss freudig an Ihre weiteren Tagesaktivitäten.

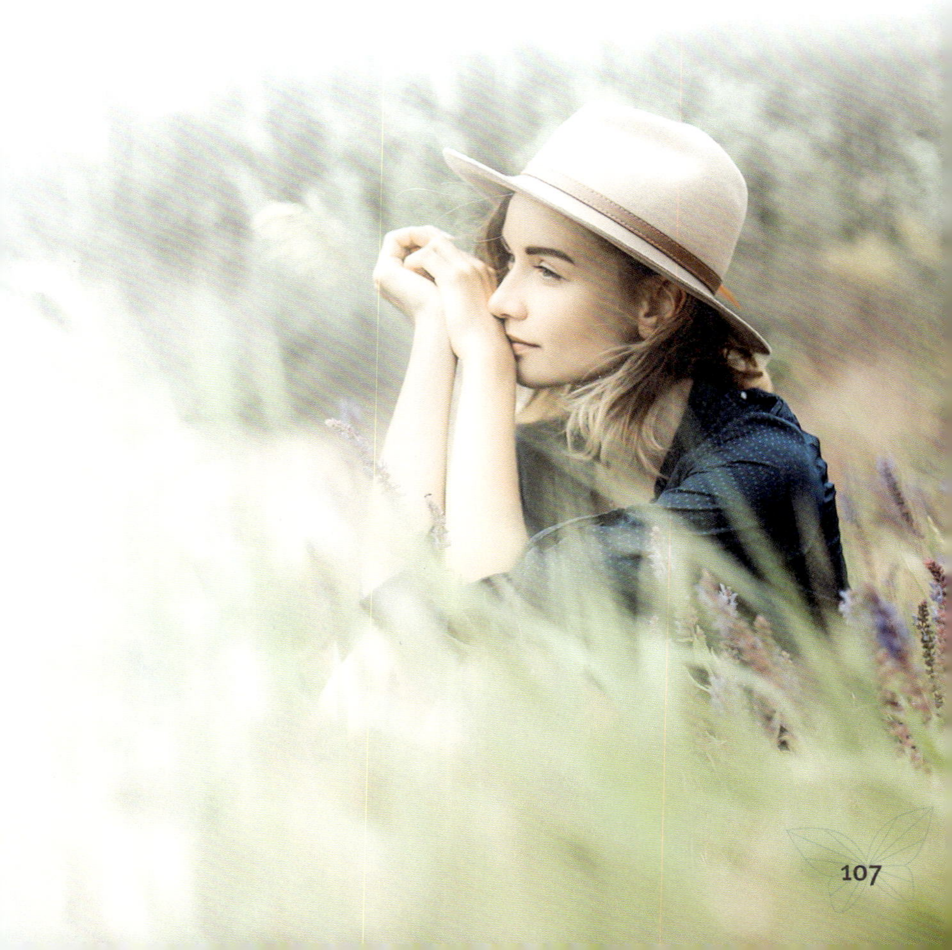

ERNÄHRUNG UND VITALSTOFFE FÜR EINE LEISTUNGSSTARKE SCHILDDRÜSE

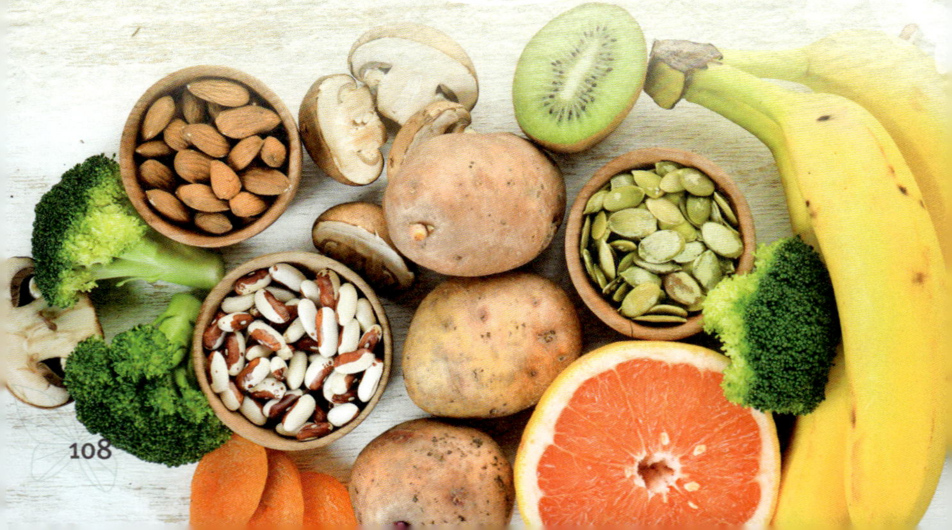

Unabhängig von allen kursierenden Meinungen aus den verschiedensten Ernährungslehren gibt es einige Grundbaustoffe, die der Schilddrüse zur Verfügung stehen müssen, damit sie ihre Hormone überhaupt herstellen kann. Darüber hinaus möchte ich Sie bitten, sich zu entspannen, weil sich viele von Schilddrüsenfunktionsstörungen Betroffene, die ich kennenlerne, mit zum Teil extrem strengen Diäten und Ernährungsansätzen förmlich quälen – mit unterschiedlichem Erfolg. Mir war es wichtig, einen Ansatz für eine Regeneration des Hormonsystems über die Ernährung und eine optimale Ergänzung mit Vital- und Nährstoffen zu finden. Mit der Hormon-Balance-Kur, die ich nach einem Programm von Dr. Sara Gottfried, angepasst an die europäischen Verhältnisse, entwickelt habe, ist das gelungen.[10] Mein wichtigstes Fazit aus der Betrachtung auch anderer Ernährungsentwürfe für Betroffene (z. B. Autoimmunprotokoll, Paleo, Low Carb, ketogene Ernährung) ist die Erkenntnis, dass jeder sich selbst sehr genau beobachten sollte, um herauszufinden, was für ihn individuell passt und auch im Alltag realisierbar ist. Der eine reagiert auf ein bestimmtes Nahrungsmittel mit einem Anstieg seines Blutzuckerspiegels, ein anderer nicht oder nicht relevant. Unsere Stoffwechsel-, Verdauungs- und Resorptionskräfte sind so individuell wie unsere Augen-, Haar- und Hautfarbe. Und darin liegt die große Chance, für sich selbst herauszufinden, was dem Körper, der Seele und dem Geist guttut. Wir können heutzutage alles Mögliche testen und nachweisen, aber auch unser Körper spricht eine Sprache, die es zu verstehen gilt, indem wir ihm zuhören und ihm Aufmerksamkeit schenken. Eine nicht zu

---

10 Wenn Sie diesen Ansatz für einen hormonellen Ausgleich über die Ernährung ausprobieren möchten, finden Sie eine ausführliche Anleitung für die Kur in meinem Buch »*Happy Hormones – Das Hormonbalance-Praxisbuch*«.

unterschätzende Rolle spielen hierbei auch ungelöste Konflikte und Vereinsamung sowie vor allem Umweltgifte und andere Eindringlinge wie Bakterien, Viren usw. Unsere Organe reagieren auf Stress, emotionale Belastungen, Infektionen und Toxine mit Störungen oder sogar der Einstellung ihrer Funktion. Die einzelnen Einflüsse herauszuarbeiten und sich mit ihnen zu beschäftigen, ist essenziell. Wir wissen z. B., dass Stress den Zucker- und Fettstoffwechsel negativ beeinflusst, Heißhungerattacken fördert und das hormonelle Gefüge samt Schilddrüse aus dem Gleichgewicht bringen kann. Natürlich ist es dann sinnvoll, den Zucker- und Fettstoffwechsel über die Ernährung zu optimieren. Wenn Sie aber den ursächlichen Auslöser für Ihren Stress nicht finden oder nicht ändern können oder wollen, werden Sie keine ganzheitliche Gesundung bewirken.

Toxine und Umweltbelastungen sind in der Regel mit dem bloßen Auge nicht erkennbar, und dennoch sind sie da: Strahlenbelastungen, Schwermetalle wie Quecksilber z. B. in Fischen, Gifte aus dem Stoffwechsel von Viren[11] und Parasiten, Mikroplastik z. B. in Kosmetika und Lebensmitteln, Weichmacher in vielen Alltagsprodukten, hormonaktive Stoffe z. B. in der Nahrung usw. Neben der Leber müssen explizit auch der Darm und das Lymphgefäßsystem entlastet werden. Im Darm sitzt ein Großteil (80 %) unseres Immunsystems und mit den Peyer'schen Plaques auch ein spezifischer Teil des Lymphsystems. Aus den interstitiellen Geweberäumen müssen viele Schlacken und Giftstoffe gelöst und über die Lymphbahnen und den venösen Blutkreislauf zu den Nieren aus dem Körper geleitet werden. Mit speziellen Ernährungsmaßnahmen Darm, Nieren, Leber und die Lymphgefäße zu unterstützen, ist daher in der Regel ein er-

11 Anthony William führt das Epstein-Barr-Virus und seine vielfältigen möglichen Auswirkungen als einen zumindest interessanten Ansatz auf.

folgreicher Ansatz, um Autoimmunerkrankungen der Schilddrüse zu Leibe zu rücken und allgemein Entzündungsreaktionen im Körper zu reduzieren. Bei einem Leaky-Gut-Syndrom, einem löchrigen Darm, ist es wichtig, dass er wieder geschlossen wird, damit keine Stoffe mehr durch die Darmwand dringen können, die autoimmune und entzündliche Prozesse immer wieder anfachen.

Mithilfe der Ernährung, Heilmitteln aus der Pflanzenwelt und Nahrungsergänzungen sollten wir also folgende Unterstützungen für unsere Organe aufwarten, um unserer Schilddrüse zu helfen:

- Darmsanierung und Mikrobiomaufbau
- regelmäßige Leberentgiftung und -funktionsunterstützung
- Basisstoffe für die Schilddrüsenhormonsynthese
- Lymphsystemanregung und Nieren-/Nebennierenpflege

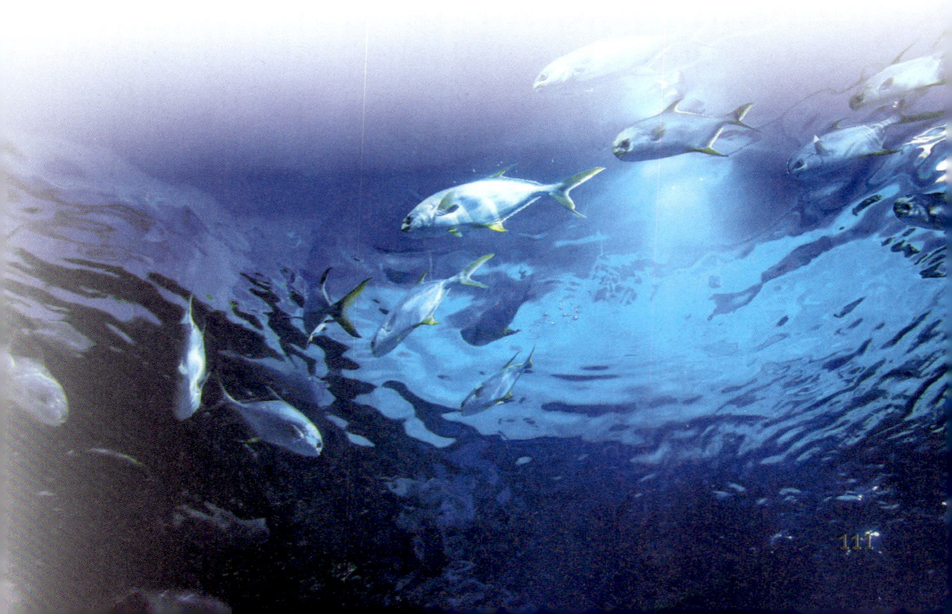

Darmsanierung und Mikrobiomaufbau

Die Darmschleimhaut ist empfindlich und muss wieder aufgebaut werden, wenn die Darmflora unter Antibiotika, Stress, einem hohen Konsum industriell verarbeiteter Nahrung, Toxinbelastungen usw. leidet und »löchrig« wird. 80 % der Morbus-Hashimoto-Betroffenen haben ein Leaky-Gut-Syndrom. Solange die Darmflora gesund ist, können Nährstoffe bestmöglich aus der Nahrung herausgefiltert und Schadstoffe effektiv ausgeschieden werden. Bestimmte Aminosäuren und Fettsäuren, die nicht mit der Nahrung aufgenommen werden können, werden nur in einer guten Darmflora durch Fermentationsprozesse produziert. Zudem reinigen Laktobazillen, Enterokokken und Bifidobakterien unseren Darm und befreien ihn von liegen gebliebenen Verdauungsresten, die gären und faulen. Unverträglichkeiten auf Gluten und Casein, die bei den Schilddrüsenautoimmunerkrankungen in 50 % der Fälle vorliegen, werden durch eine gute Darmflora ebenfalls reduziert.

Daher sollte die Nahrung täglich eine ausreichende Menge an darmfloraaufbauenden Bakterienstämmen **(Probiotika)** enthalten. Außerdem brauchen die Bakterien selbst Nahrung **(Präbiotika)**, damit sie ihre wichtigen Aufgaben für unsere Gesundheit erfüllen können. Es gibt viele Produkte auf dem Markt – in unterschiedlicher Qualität. Mit ein bisschen Forschergeist können Sie eine fundierte Entscheidung für ein Probiotikum treffen. Auf einem Kongress lernte ich kürzlich die Produkte von OmniBiotic® kennen. Was mich bei dieser Firma angesprochen hat, ist, dass sie je nach Bedarf und Organ abgestimmte Bakterienstammzusammensetzungen im Programm haben. Denn auch unter den guten Bakterienstämmen gibt es wohl welche, die als Team erfolgreicher zusammenarbeiten als andere. Die Wissenschaft ist hier am Puls der Zeit tätig, und neueste Erkenntnisse werden immer wieder bessere Produkte hervorbringen. Nehmen Sie Probiotika zum Aufbau der Darmflora über einen Zeitraum von mindestens 3–6 Monaten zu sich. Die Darmschleimhaut benötigt etwas Zeit zum Neuaufbau und zur Regeneration. Die Präbiotika zur Ernährung der Darmflorabakterien sollten Sie unbedingt begleitend einnehmen, z.B. Apfelpektin und andere Ballaststoffe.

Regelmäßige Leberentgiftung und -funktionsunterstützung

Ein morgendliches heißes **Zitronenwasser** aus ½ ausgepressten Zitrone und 200–250 ml heißem Wasser oder Apfelessigwasser spülen die Leber gleich zu Beginn eines jeden Tages durch. Auch der regelmäßige Gebrauch von **Bitterelixieren** ist ein Segen für die Leber. Unsere Nahrung enthält heutzutage viel zu wenig Bitterstoffe, die die Verdauungsorgane anregen und die Gallensäureproduktion für die Fettverdauung in Gang bringen. Bereiten Sie doch einmal wieder einen Salat mit Chicorée, Radicchio und Brunnenkresse zu! Des Weiteren können Sie Löwenzahn frisch oder als Tinktur und Mariendistelsamen in Kapselform für den Schutz der Leberzellen zu sich nehmen.

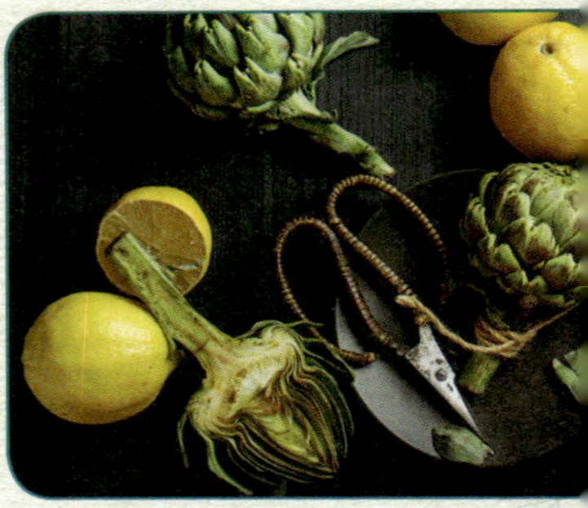

Verwenden Sie häufig **Kurkuma** bei der Zubereitung Ihrer Speisen, und nehmen Sie es zusätzlich in Form eines hochwertigen Nahrungsergänzungsmittels ein. CUREminActif® wird mit der neuesten PNS-Technologie hergestellt und enthält 45–50 % Curcuminoide zusammen mit der natürlichen Turmeric-Matrix in einer einzigartigen Kombination. Die Herausforderung bei Kurkuma ist, dass es in seiner natürlichen Form schlecht vom Körper resorbiert wird. Bei diesem Produkt ist eine hohe Bioverfügbarkeit erreicht worden. Andere Anbieter versuchen, dies mit Lösungsmitteln, die krebserregend sein können, zu erreichen. Dr. med. Bernd-Michael Löffler in Berlin leistet hierzu großartige Pionier- und Informationsarbeit. Therapieansätze mit Kurkuma werden derzeit vielfältig wissenschaftlich verfolgt, da die gelborange Wurzel als sehr potentes Heilmittel für die großen medizinischen Herausforderungen unserer Zeit angesehen wird.

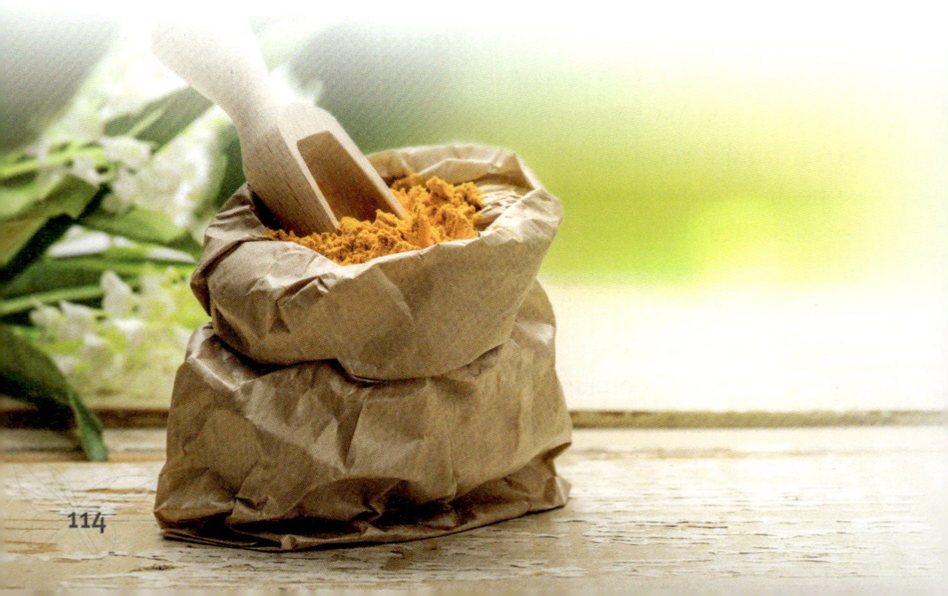

Basisstoffe für die Schilddrüsenhormonsynthese

Die Aminosäure **Tyrosin** muss, wie auch ihre Vorstufe **Phenylalanin,** für die Hormonsynthese der Schilddrüsenhormone vorhanden sein, zudem **Jod** und **Selen.** Aus vier Jodmolekülen wird das Hormon Tetrajodthyronin (T4), die inaktive Speicherform der Schilddrüsenhormone, aus drei Jodmolekülen das Trijodthyronin (T3), die aktive Hormonform, hergestellt. Sie liegen in einem Verhältnis von 80–90 % T4 zu 10–20 % T3 vor. Bei Bedarf wird dann die Speicherform T4 in T3 verwandelt. Dies geschieht mithilfe des Enzyms 5-Deiodase, wenn der Körper genügend **Selen** hat, um es in das Enzym einzubauen. Selen findet sich in natürlicher Form z. B. in Paranüssen. Da in unseren Breiten die Böden selenarm sind, sollten Sie Ihre Depots durch Ergänzungsmittel auffüllen. Dafür stehen Produkte mit verschiedenen Dosierungen und chemischen Verbindungen zur Verfügung. Achten Sie auf eine korrekte Einnahme: **Natriumselenit** nehmen Sie morgens nüchtern, **Selenmethionin** tagsüber zu einer Mahlzeit ein. Ihren Selenstatus können Sie im Blutserum testen lassen. Die Einnahmedosis sollte von einem Arzt oder Heilpraktiker festgelegt werden, da Überdosierungen toxisch wirken. Im Umwandlungsprozess von T4 in T3 spielt auch **Q10,** ein körpereigenes Antioxidans, eine wichtige Rolle. Die körpereigene Produktion geht ab dem 35. Lebensjahr zurück, sodass eine Substitution in vielen Fällen wichtig ist.

Jod lassen Sie im morgendlichen Urin testen. Der Jodsättigungstest ist noch aussagekräftiger, benötigt einen 24-Stunden-Sammelurin mit vorheriger Jodeinnahme, wird aber leider noch nicht von allen Laboren durchgeführt. Die Jod-Substitution ist heikel: Zum einen benötigen nicht nur die Schilddrüse, sondern z. B. auch die Brust und die Eierstöcke/Hoden unbedingt Jod, um bestmöglich versorgt zu sein, andererseits ist zu viel Jod im Körper problematisch und kann zu einer Schilddrüsenüberfunktion mit Unruhe und Herzrasen und sogar zur Auslösung eines Morbus-Hashimoto-Schubes führen. Jod befeuert die Schilddrüse regelrecht. Steigert sich der Jodgehalt im Körper immer weiter, kommt es zu einer Jodintoxikation, die dann im Blut messbar wird und dazu führt, dass die Schilddrüse dicht macht und die Hormonproduktion deutlich herunterfährt.

Jod findet sich in natürlicher Form z. B. in Braunalge, Meersalz, Blasentang, Kelp und Seegras. Die Weltgesundheitsorganisation (WHO) empfiehlt eine Tagesdosis von 150 µg. Die Jodsensitivität ist allerdings sehr unterschiedlich. Für manche ist diese Dosis schon viel zu hoch, andere brauchen eine höhere. Auch hier gilt es, den individuellen Bedarf zu erforschen.

Mangan ist für die Schilddrüse ein ebenso wichtiges Spurenelement. Es fördert die Produktion des Schilddrüsenhormons T3 und ist wertvoll für die Hypophyse. Das Spurenelement **Chrom** benötigen Schilddrüse, Nebennieren und der Zuckerstoffwechsel. **Bromelain,** das Enzym der Ananas, ist eine Vorstufe des Enzyms **Peroxidase,** das die Schilddrüse zur Synthese ihrer Hormone benötigt. **Zink** ist absolut essenziell für das gesamte Hormonsystem und fehlt meist bei Schilddrüsenunterfunktionen, zu niedrige ft3-Spiegel korrelieren häufig mit niedrigen Zinkspiegeln. Man kennt 300 zinkabhängige Enzyme. **Eisen** ist enorm wichtig, und der Spiegel ist bei Schilddrüsenfehlfunktionen häufig viel zu niedrig. Es gibt eine Trias der Mängel an Schilddrü-

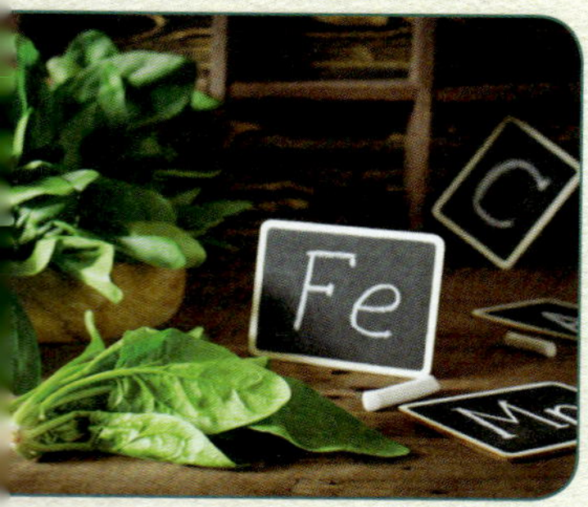

senhormonen, Progesteron und Eisen. Energielosigkeit und Müdigkeit hängen mit niedrigen Eisenspiegeln zusammen. Wir brauchen Eisen auch für ein schlagkräftiges Immunsystem, daher sollte es unbedingt substituiert werden, was aber nicht immer oral gelingt. In diesem Fall und bei sehr niedrigen Eisenwerten muss das Depot zuerst mit Infusionen aufgefüllt werden. Der aussagekräftige Laborparameter ist das Ferritin, das Speichereisen, das im Blutserum bestimmt wird. Ergänzend dazu müssen in der Regel **Vitamin D** in Hochdosen nach individueller Verordnung, **Vitamin C,** das die Eisenaufnahme im Körper verbessert, **Vitamin E** für eine gute Schilddrüsenfunktion sowie die B-Vitamine, insbesondere **Vitamin B12,** aufgefüllt werden. Eine ausreichende Versorgung mit **Magnesium** (mindestens 300 mg pro Tag) sorgt für eine ausgewogene Schilddrüsenhormonproduktion.

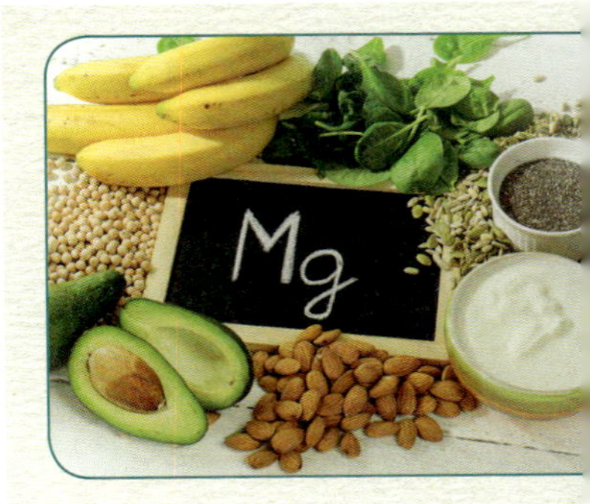

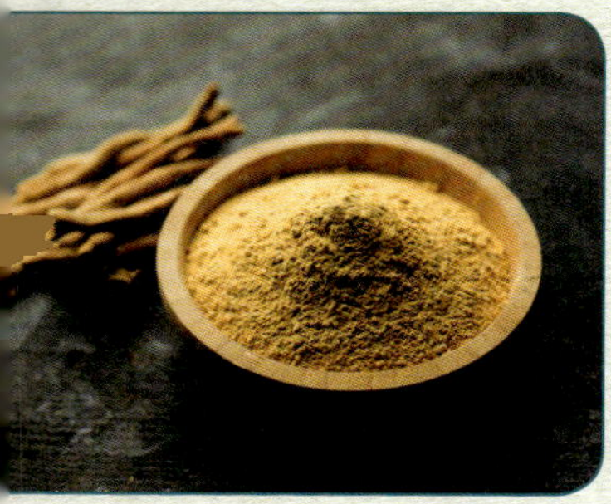

Aus der Pflanzenwelt ist **Ashwhaganda** *(Withania somnifera)* aus dem Ayurveda ein leistungsstarkes Heilmittel für die Schilddrüse und das gesamte Hormonsystem. Sie stimuliert die Synthese von T4 und T3 und wirkt positiv auf eine Nebennierenreizung, indem sie die Cortisolausschüttung aus der Nebennierenrinde reduziert. Der **Chaga-Heilpilz**[12] wirkt nicht nur funktionsverbessernd auf die Schilddrüse, sondern auch blutzuckerregulierend und leberentstauend. Man kann ihn als Tee zubereiten und kalt wie warm trinken. Das **Kleine Fettblatt** *(Bacopa monnieri)*, eine Pflanze aus den Subtropen und Tropen, fördert die Bildung von Schilddrüsenhormonen und die Umwandlung von T4 in T3 und verbessert zudem die kognitiven Fähigkeiten. Wenn man die Schilddrüse als »zweites Gehirn« und ihren Einfluss auf die Entwicklung unseres Gehirns betrachtet, ist das Kleine Fettblatt eine gute Option für alle, die nicht nur unter körperlichen, sondern auch unter geistigen Symptomen leiden. Frisch gepresste Säfte von **Staudensellerie** und **Gurke** sind seit den Veröffentlichungen von Anthony William für eine gesunde Schilddrüse in aller Munde. Der Sellerie wirkt in der Leber gallensäurebildend und entgiftend. Im Magen regt er die Produktion der Magensäure an. Zudem enthält er viele Mineralien und Elektrolyte, fördert die T3-Produktion und stärkt die Nebennieren. Der Gurkensaft hydriert hervorragend, gerade bei der trockenen Hitze im Akutstadium von Morbus Hashimoto, Morbus Basedow und Thyreoiditis de Quervain. Entsaften

---

12 Eine gute Bezugsquelle ist die »Kornkammer«, die Chaga-Pilze in hochwertiger Qualität aus Lappland bezieht (www.kornkammer-bio.de).

Sie täglich 1 Bund Biostangensellerie, und trinken Sie den Saft morgens nüchtern.

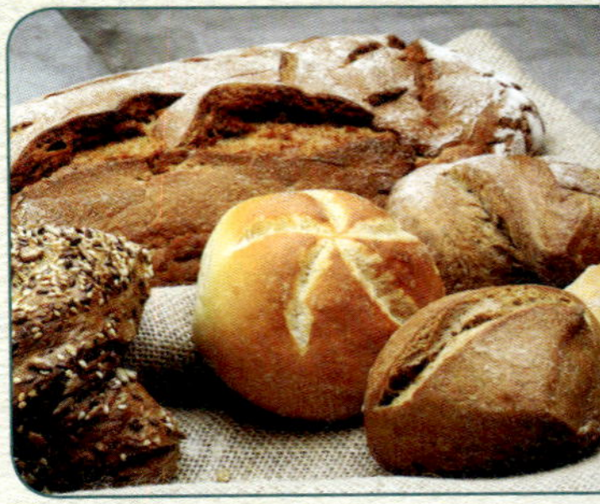

Abschließend möchte ich noch kurz auf den Verzicht auf **Gluten und Weißmehlprodukte** eingehen. Ich habe Fälle erlebt, in denen ein halbes Weißmehlbrötchen ausreichte, um die Funktion der Schilddrüse zu stören. Andere Menschen vertragen Gluten oder haben eine höhere Toleranzgrenze. Insgesamt kann man aber festhalten, dass ein eingeschränkter Verzehr von Getreide der Schilddrüse grundsätzlich wohltut und sie entlastet. Insbesondere bei denjenigen, die leicht an Gewicht zunehmen, scheint es einen engen Zusammenhang zwischen Getreidekonsum, Insulinstoffwechsel und Schilddrüsenfunktion zu geben. Die einfachste und auch kostengünstigste Möglichkeit, herauszufinden, wie Sie auf Getreide, Weizen und Gluten reagieren, ist eine Eliminationsdiät, wie sie z.B. in die Hormon-Balance-Kur integriert ist. Sie lassen Getreide einfach für 3 Wochen weg, führen es dann wieder in Ihre Ernährung ein und beobachten, was passiert. Hier sind ein geblähter Bauch, Bauchgrummeln oder Bauchschmerzen, »Brain Fog« und Müdigkeit nach dem Essen Hinweise auf eine Unverträglichkeit, die auch Ihre Schilddrüse beeinflusst. Die Ernährung langfristig auf gluten- und getreidefreie Alternativen umzustellen, ist dann einer der Erfolg versprechendsten Ansätze zur Genesung Ihrer Schilddrüse.

Lymphsystemanregung und Nieren-/Nebennierenpflege

Um die vielen Toxine und Schlacken aus dem Körper ausleiten zu können, benötigen wir ein leistungsstarkes Lymphgefäßsystem. Als erste Maßnahme zu seiner Unterstützung dient eine **Trinkmenge von 2–2,5 Liter** Wasser pro Tag. Wenn der Körper gut durchfeuchtet ist, kann alles besser fließen.
Zudem ist das morgendliche **Trockenbürsten** des gesamten Körpers bestens geeignet, die Lymphtätigkeit anzuregen und die Durchblutung der Haut zu fördern. Wenn Sie dann noch einige **Bewegungs- und Atemübungen** an der frischen Luft machen, kommt Ihr Lymphfluss gut in Fahrt. Im Alltag können Sie mit einigen vertieften Atemzügen und etwas Schulterkreisen immer wieder für eine neuerliche Anregung sorgen.
Himbeeren und Datteln helfen bei der Entschlackung des Körpers. Granatäpfel entgiften und reinigen die Lymphe und das Blut. Hydrieren Sie mit Gurken Ihr Lymphgefäßsystem. Knoblauch hilft bei der Reinigung von viralen und bakteriellen Zelltrümmern im Gewebe. Brennnesselblätter, frischer Koriander und frische Petersilie unterstützen Reinigung und Entgiftung sowie eine gute Lymphfunktion.

Bei gereizten Nieren und Nebennieren reduzieren Sie als wichtigste Maßnahme Ihren **Kaffeekonsum.** Koffein sorgt dafür, dass vermehrt Cortisol ausgeschüttet wird. Essen Sie ab und zu ein Stück dunkle Schokolade mit einem Kakaoanteil von mindestens 85 %. Das hilft beim Kaffeeentzug und versorgt Sie mit vielen wertvollen Nährstoffen.

Ist Ihre Nebenniere gereizt, vermeiden Sie industriell hergestellte Nahrung mit vielen Zusatzstoffen, Rotwein und Alkohol, Käse und jegliche Aufputschmittel, die den Reizzustand der Nebennieren noch weiter triggern. Gönnen Sie sich frisch zubereitete Mahlzeiten in Bioqualität. Frisches Obst, grünes Gemüse und Rohkost, hochwertige Pflanzenöle, glutenfreies Getreide, Nüsse, Proteine aus Fisch und magerem Fleisch (Huhn, Pute, Kaninchen) sollten Ihren Speiseplan dominieren.

Die **Taigawurzel** *(Eleutherococcus senticosus)* wirkt besänftigend auf gereizte Nebennieren und sorgt dafür, dass weniger Adrenalin ausgeschüttet wird. Sie verbessert die Immunabwehr und sorgt in belastenden Zeiten für Widerstandskraft und Durchhaltevermögen. Mit ihrer Hilfe stellen Sie Ihre Leistungsfähigkeit wieder her. Einnehmen können Sie die Taigawurzel entweder in Kapselform oder als spagyrische Essenz, z. B. von Phylak Sachsen, die Sie über Ihre Apotheke beziehen können.

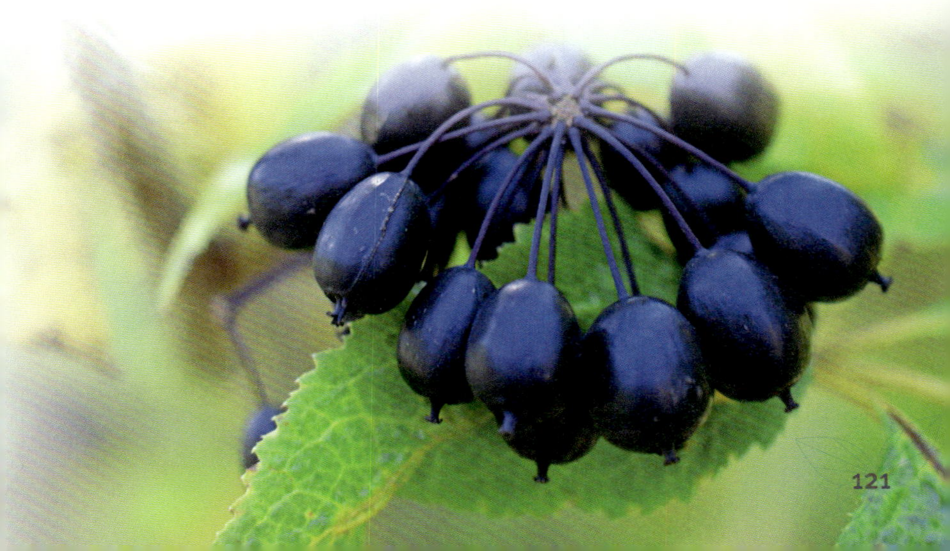

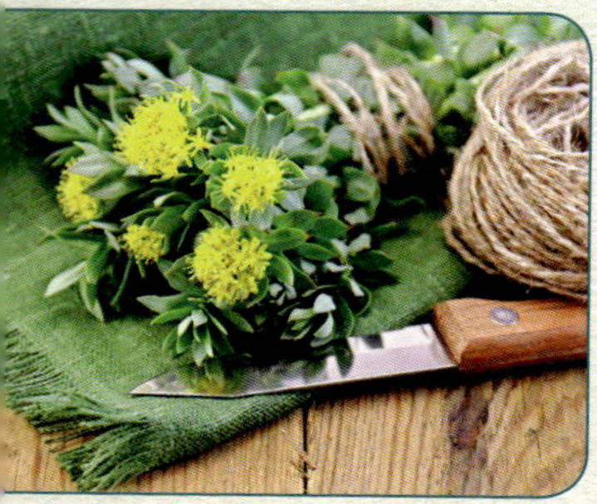

Eine andere leistungssteigernde Pflanze ist der **Rosenwurz** *(Rhodiola rosea)*, die auch in Kombination mit Taigawurzel und Ashwhanganda hervorragende Resultate zeigt. Das Präparat »Energy Xtra« von Pure Encapsulations® enthält alle drei Pflanzen und wirkt meiner Erfahrung nach sehr gut, wenn es über 3–6 Monate eingenommen wird. Rosenwurz verbessert den Schlaf und bekämpft Depressionen, wirkt positiv auf die Dopamin-, Noradrenalin- und Serotoninspiegel und senkt den Cortisolspiegel.
Die **Katzenkralle** *(Uncaria tomentosa)* wirkt antibakteriell und antiviral und ist ein guter Entzündungshemmer. Sie vermag, Schwellungen in der Leber, in der Milz und in der Schilddrüse zu reduzieren. Ihr wird eine abbauende Kraft auf Zysten, Knoten und Tumore in der Schilddrüse und der Leber zugeschrieben.

Bei einer Nebennierenschwäche/Erschöpfung der Nebennieren ernähren Sie sich möglichst vitalstoffreich mit frischer Nahrung, die Sie selbst zubereiten. **Chlorophyllreiche Pflanzen** wie Wildkräuter (Löwenzahn, Schafgarbe usw.) sollten häufig auf Ihrem Speiseplan stehen. Die ätherischen Öle in den frischen Blüten enthalten Pheromone, die verwandt sind mit den Nebennierenhormonen und diese stimulieren können. Ansonsten verzehren Sie Kokosnuss, Avocado, Olive, Brokkoli, Blumenkohl, Gurke, fettreichen Fisch, Geflügel aus biologischer Zucht, Nüsse, Kürbiskerne, Chia- und Leinsamen, Granatapfel und Birne. Mögen Sie Trüffel, dann sollten Sie davon reichlich essen, denn er enthält ein Androgen, das insbesondere bei

Frauen die Nebennierenrinde unterstützt. Die **Süßholzwurzel** *(Glycyrrhiza glabra)*, also die Wurzel des Echten Süßholzes, ist eine hervorragende Option für die Regeneration bei Nebennierenschwäche (nicht bei einer Nebennierenreizung!) aus dem Reich der Natur. Sie imitiert in gewisser Weise das Hormon Cortisol und sorgt so für eine Entzündungshemmung, z. B. bei akuten Schüben von Autoimmunerkrankungen. Führen Sie die Vitamine D, C, E und B sowie Eisen zu. Einen besonderen Fokus legen Sie auf das **Vitamin B12,** das häufig durch Stress und Nebennierenschwäche absinkt, was eine Regeneration blockieren kann.

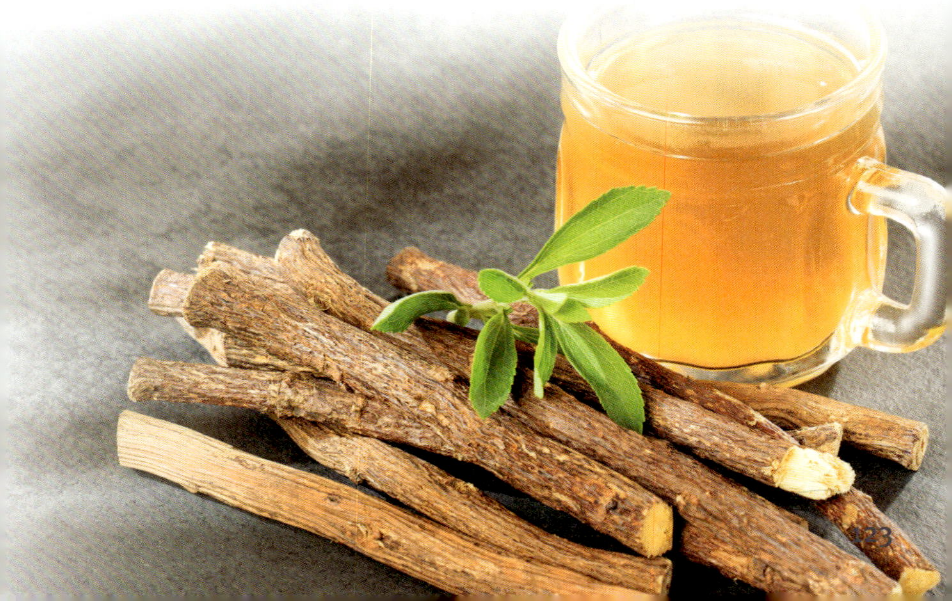

BEHANDLUNGSOPTIONEN DURCH EINEN THERAPEUTEN

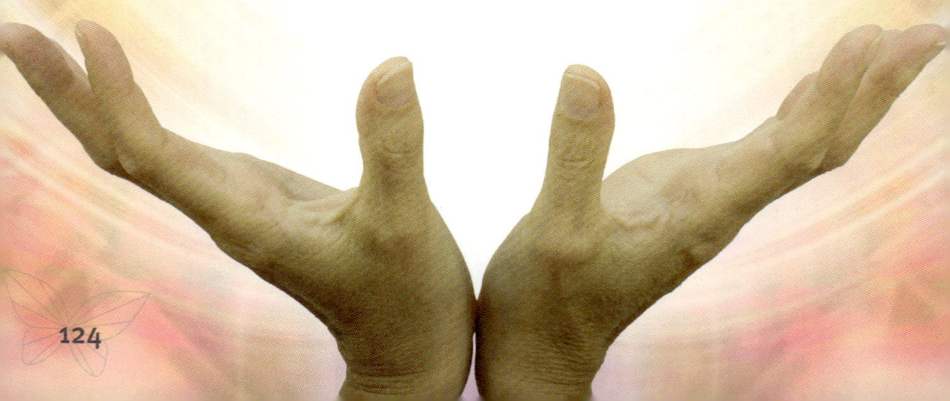

Im Team erreichen wir oft mehr als allein. Im Sport ist es eine Selbstverständlichkeit, mit einem Coach zu arbeiten, um das gesteckte Ziel zu erreichen. Die Erfahrung von »Teamplay« hat mich in nahezu allen Lebensbereichen bereichert, und auch meine vielen Berufsjahre als Physiotherapeutin sowie Heilpraktikerin haben mir seine Wichtigkeit aufgezeigt. Ob ich einem Patienten nach einer Schultergelenks-OP helfe, seinen Arm wieder vollständig bewegen zu können, oder mit einem Schilddrüsenpatienten aus dem großen Topf von Optionen individuell diejenigen heraussuche, die seine Schilddrüse genesen lassen – allein würden sie nicht dieselben Heilerfolge erzielen. Sie haben jetzt viele Maßnahmen kennengelernt, die Sie eigenverantwortlich selbst umsetzen können. Mein Ziel ist, dass Sie aktiv werden. Wenn Sie sich zusätzlich auf die vertrauensvolle Zusammenarbeit mit einem gut ausgebildeten, erfahrenen Therapeuten einlassen, können Sie noch mehr für Ihre Genesung erreichen. Es gibt Techniken, die Sie nicht allein durchführen können und die in Fachhände gehören. Um Ihnen eine Idee zu geben, was es für Optionen gibt, möchte ich Ihnen hier drei vorstellen.

Schröpfen der Schilddrüse

Das Schröpfen ist ein traditionelles ausleitendes Verfahren, das Stockungen und körperliche Manifestationen lockern und lösen kann. Mit einer Schröpfkopfmassage kann man gut verklebte Gewebeschichten mobilisieren und über die Reflexzonen am Rücken Einfluss auf Durchblutung, Lymphabfluss und Bindegewebe nehmen. Die Reflexzonen haben Verbindungen zu den inneren Organen (sogenannte Reflexbögen), die man sich auch für die Aktivierung der

Schilddrüse, der Nieren und Nebennieren sowie der Lunge und der Leber zunutze machen kann.
Zum Schröpfen werden spezielle Gläser mit Unterdruck auf die Haut aufgesetzt, damit sie sich festsaugen und für eine gewisse Zeit an dieser Stelle verbleiben. Bei der Schröpfkopfmassage wird das Glas aufgesetzt und dann langsam über die Rückenhaut des Patienten gezogen. Zuvor werden die Gläser kurz mit einem alkoholgetränkten Wattebausch, der entzündet wird, erhitzt. Man unterscheidet trockenes und blutiges Schröpfen. Beim trockenen Schröpfen bleibt die Haut unversehrt, beim blutigen Schröpfen ritzt man das Hautareal unter dem Glas an mehreren Stellen leicht an. Dieses Verfahren wird z. B. bei einer Lungenentzündung mit Fieber, bei den akuten entzündlichen Autoimmunprozessen an der Schilddrüse sowie in der Hochphase einer Thyreoiditis de Quervain eingesetzt. Es klingt martialisch – was es in gewisser Weise auch ist –, doch bewirkt diese Methode, dass »Druck« aus dem System genommen wird. Ich habe das blutige Schröpfen z. B. bei einer therapieresistenten Morbus-Basedow-Patientin direkt über der Schilddrüse angewandt, die einen hohen Leidensdruck hatte. Sofort nach Abnehmen des Schröpfglases ging es ihr besser, und sie fühlte sich deutlich erleichtert.

Subkutane Injektion

Diese Behandlung ist eine Option, wenn eine kleine, verhärtete Schilddrüse, die nicht ausreichend arbeitet, mit keinen anderen Maßnahmen zu einer gesteigerten Hormonproduktion angeregt werden kann. Ein Therapeut, der viel Erfahrung mit Injektionen hat, spritzt dann langsam 1 ml eines homöopathisch aufbereiteten Organpräparats der Schilddrüse (z. B. von Wala) in das Unterhautfettgewebe oberhalb oder neben der Schilddrüse (nicht direkt in die Schilddrüse!). Dies soll einen Impuls setzen, der die Schilddrüse zu vermehrter Tätigkeit und Hormonbildung anregt. Es ist eine deutliche Aufforderung an Ihre Schilddrüse, das Heft wieder selbst in die Hand zu nehmen. In der Regel werden 8–10 Injektionen gesetzt und mit Einreibungen und Massagen kombiniert, um der Schilddrüse von allen Seiten Reize anzubieten, ihren »Dornröschenschlaf« zu beenden.

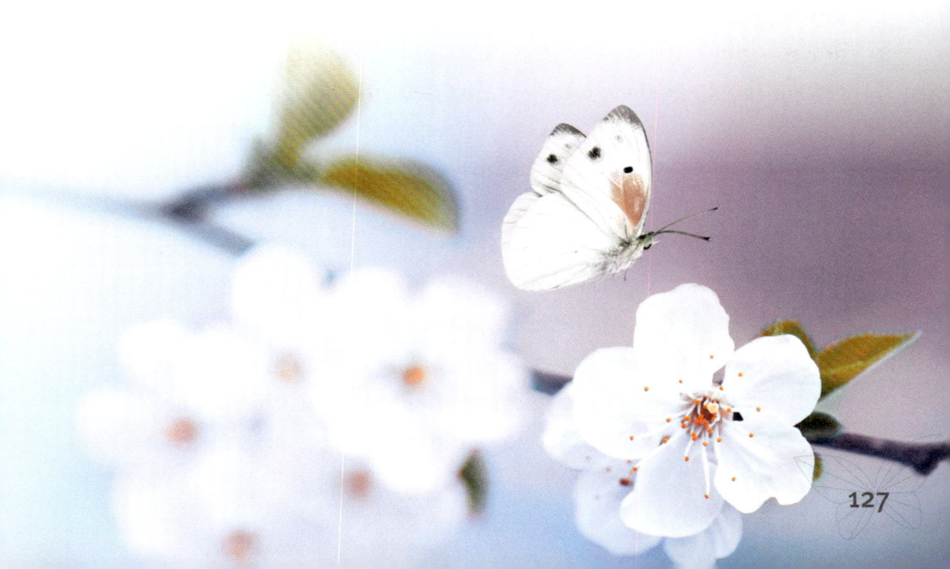

Begleitende Infusionskonzepte

Dies ist für mich als Heilpraktikerin die Königsdisziplin, wenn es um durchschlagende Behandlungserfolge geht – vor allem nach jahrelangen Beschwerden und Autoimmunprozessen. Es stehen von großartigen, innovativen Apothekerpionieren viele verschiedene und kombinierbare Infusionsrezepturen aus der biologischen Medizin zur Verfügung. Der große Vorteil von Injektionen und Infusionen ist, dass ich als Therapeut stets nachvollziehen kann, was im Körper des Patienten wirklich ankommt. Bei oralen Mitteln muss ich hingegen darauf vertrauen, dass der Patient die verschriebene Dosis regelmäßig einnimmt. Wer selbst schon einmal über längere Zeit Medikamente oder Nahrungsergänzungen eingenommen hat, weiß wahrscheinlich, wie leicht man dabei nachlässig wird oder das Mittel in der falschen Handtasche liegt.

Die Wirkstoffe der Infusionen gehen direkt in den venösen Blutkreislauf und gelangen dadurch sehr schnell zu ihrem Bestimmungsort. Insbesondere bei der Reduzierung der Autoantikörper bei Morbus Hashimoto erlebe ich immer wieder gute Erfolge, und den Patienten geht es in kurzer Zeit deutlich besser.

Vor Kurzem hatte ich eine Brustkrebspatientin, die sechs Jahre nach ihrer Diagnose jetzt einen Morbus Hashimoto entwickelt hatte. Mit einer Kombination aus Vitamin-C-Hochdosisinfusionen und speziellen Leberinfusionen mit Glutathion war der Entzündungsprozess zügig reduziert, die Autoantikörper minimiert – und die Patientin darüber begeistert. Als Behandler-Patienten-Team sollte man dann länger beobachten, ob der erreichte Erfolg sich auch stabilisiert, damit bei Bedarf zeitnah reagiert werden kann. Autoimmunerkrankungen nehmen immer mehr zu, und Krebs wird aufgrund der weiter steigenden Toxizität der uns umgebenden und beeinflussenden Stoffe in der Zukunft noch mehr Menschen betreffen. Die Kombination von Autoimmunerkrankung und Krebs wird uns im 21. Jahrhundert weiterhin herausfordern, und ich bin für die Konzepte und Ansätze aus der biologischen Medizin sehr dankbar. Es wird sich hier in den nächsten Jahren vieles, was Mut macht, weiterentwickeln und hoffentlich auch Veränderungen in die Standardmedizin bringen. Ich forsche in diesem Bereich weiter, damit so viele Menschen wie möglich von einem vitalen und gesunden Leben profitieren können!

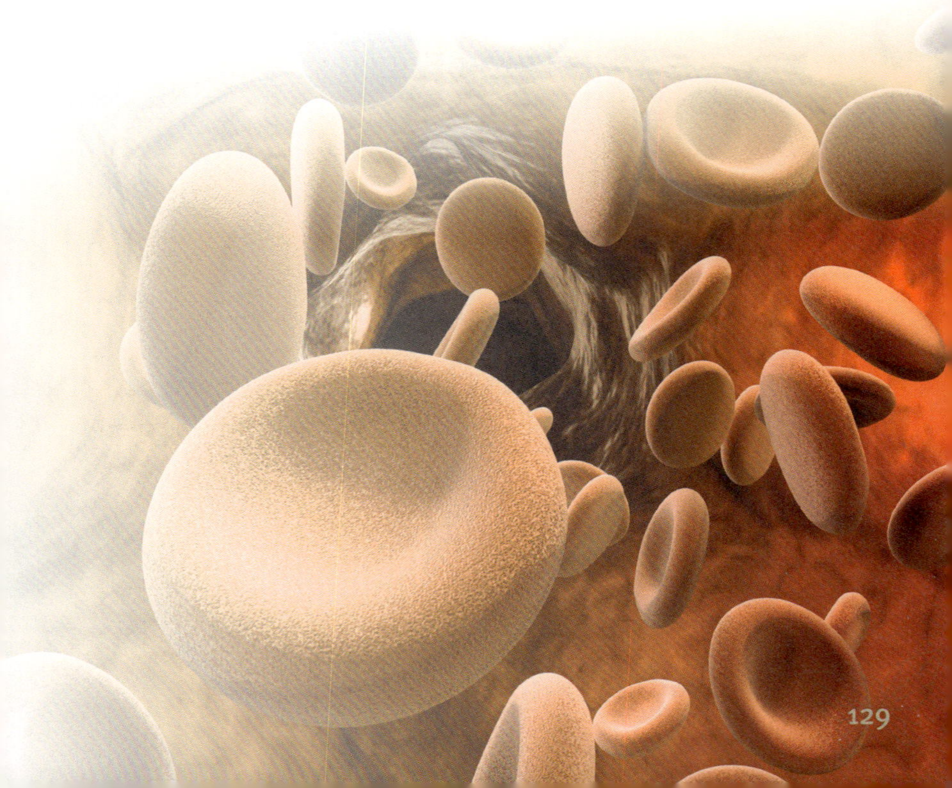

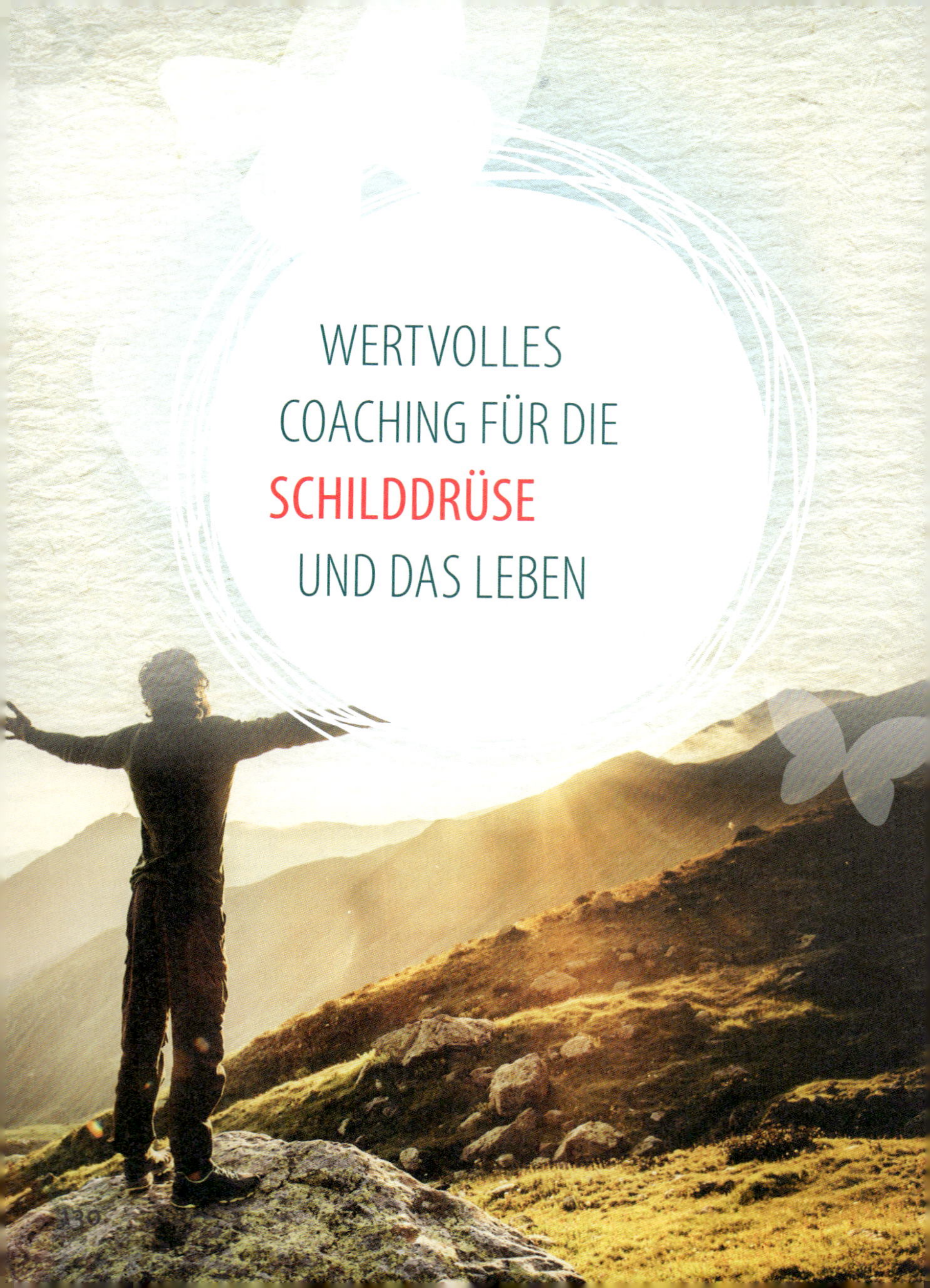
WERTVOLLES
COACHING FÜR DIE
SCHILDDRÜSE
UND DAS LEBEN

Coaching ist eine heilende Technik. Das mag sich auf den ersten Blick nicht erschließen, doch es ist nicht nur heilend, es ist lebensverändernd und tief transformierend – vorausgesetzt, man wählt aus dem großen Angebot die passende Methode aus. Und selbstverständlich hängt der Erfolg auch immer vom Gecoachten ab. Ein Coach kann nur die notwendigen Türen aufstoßen, durchgehen muss man selbst. Das erfordert oftmals eine gehörige Portion Mut. Doch der Lohn sind mehr Lebendigkeit, Gesundheit, Lebenslust und Neugierde, neue Erkenntnisse und Begegnungen – kurzum: ein völlig neues Leben!

Martin Sage, ein amerikanischer Psychologe, hatte Mitte der 1970er-Jahre einen Kollegen namens Dr. Hermon, einen transpersonalen Psychiater, der wie kein anderer überraschende und schnelle Heilerfolge bei seinen Patienten erzielte. Zudem kam er selbst frisch und gut gelaunt aus seinen Sitzungen. Sage selbst erlebte seine Arbeit als Psychologe eher als erschöpfend und anstrengend und wollte wissen, was sein Kollege anders machte. Für ihn verkörperte und lebte dieser die Theorie der humanistischen Psychologie nach Abraham Maslow im vollen Sinne. Maslow beschreibt in seinem Werk den Weg zu einem selbstverwirklichten Menschen. Dr. Hermon war lebendiger und verfügte über eine höhere Wahrnehmung als die meisten Menschen. Er ging auf die Stärken und Talente seiner Klienten ein und half ihnen in der Krise, sich daran zu erinnern, wer sie sind, dabei die eigenen Schatten zu erkennen und diese zukünftig positiv statt destruktiv einzusetzen. Martin Sage erkannte mit seiner Hilfe selbst, welche Rollen er auf seiner Lebensbühne spielte, die nichts mit seinem innersten Wesen zu tun hatten, um anderen zu gefallen. Seine soziale Maske fiel, er erkannte, dass er kein Psychotherapeut war, und er gab seine Promotion auf. Fortan erforschte er das Feld der Möglichkeiten, wie Menschen sich entwickeln konnten. Als er auf einen weiteren Mentor traf, den Heiler Martin Brofman, erlebte er Heilungen, die niemand für möglich hielt. Er wurde selbst von einem Augenleiden geheilt, das ihn hätte erblinden lassen. Dieser Heiler weckte Sages Neugierde so sehr, dass er den Rest seines Lebens bewusst selbst gestalten wollte. Er kündigte seine Klinikanstellung und begann, Seminare zu Abraham Maslows Selbstverwirklichungskonzept zu geben. Er entwickelte daraus eine bis zum heutigen Tag einzigartige Coaching- und Lernmethode, die auf Neugierde und Lebendigkeit beruht, und machte sie zusammen mit seiner Frau Gigi Sage und der Deutschen Sonja Becker weltweit bekannt. Als ich vor einigen Jahren das große Glück hatte, zuerst Sonja Becker mit ihrer einzigartigen Menschenkenntnis und wenige Monate danach auch Gigi Sage zu treffen, begann mein Weg des Coachings auf Basis der humanistischen Psychologie – für mich selbst wie für meine Klienten. Die Arbeit ist so faszinierend, dass ich selbst Schritte in ein Leben getan habe, das ich vorher niemals für möglich gehalten hätte. Ich startete eine neue Karriere und kann meinen Klienten nun einen Service bieten, der sie selbstbestimmter und gesünder leben lässt.

So schrieb mich vor zwei Jahren eine Österreicherin an, die eine gut laufende, größere Textilreinigung als Familienbetrieb übernommen hatte und unter Schilddrüsenproblemen litt. Sie war eine großartige Künstlerin, die neben ihrer Tätigkeit als Unternehmerin ihr Talent nur hobbymäßig entfaltete. Ich machte sie auf diesen Zustand aufmerksam, bekam aber die Antwort, dass es eben wegen der Führung der Reinigung keine Möglichkeit gebe, ihre Kreativität mehr auszuleben. Während eines halben Jahres intensiver Coaching- und heilpraktischer Begleitung reduzierte sie ihre Tätigkeit im Familienbetrieb immer weiter, sorgte für ein funktionierendes Team im Betrieb und delegierte zunehmend Aufgaben. Parallel richtete sie in ihrem Haus einen Raum ein, der jahrelang leer gestanden hatte und nun ihr Atelier und Ausstellungsraum werden sollte. Dadurch gewann sie neue Lebendigkeit, sie sprühte über vor Begeisterung, und wir planten zusammen ihre erste Ausstellung. Sie verkaufte ein Bild nach dem anderen, und ihre Schilddrüse funktionierte innerhalb weniger Monate wieder reibungslos. Energielosigkeit, Schwere, Müdigkeit und emotionale Dramen konnten gehen, und ihr neues Leben begann. Bis zum heutigen Tage schickt mir diese Klientin voller Dankbarkeit Fotos von ihren neuen Werken und berichtet, wie gut es ihr nach wie vor geht. Die Übergabe des Familienbetriebes ist bereits in naher Zukunft terminiert, damit sie ihr Leben nur noch dem Malen, den Farben und dem Inspirieren junger Menschen widmen kann.

Wenn Sie unter Schilddrüsenfunktionsstörungen leiden, betrifft das immer auch das Kehlkopfchakra und damit die Themen »Kommunikation« und »Selbstausdruck«. Auf den »Performance Scales«, die Martin Sage kreiert hat, findet man zu jedem Chakra eine Entsprechung. Bei der Schilddrüse sind das im Krankheitszustand innere und äußere Erstarrtheit, Enttäuschung und Zweifel. Wenn Ihr Leben »auf dem Kopf« steht, dann wäre das Ziel, in den Bereich vorzudringen, wo Sie wieder aufrecht durchs Leben gehen und Herr der Lage sind. Für das Kehlkopfchakra bedeutet das u. a. Optimismus, Stärke, Großzügigkeit, Zuhören, Kreieren von Wert, Vertrauen, Begeisterung und Dankbarkeit. Was ich in den Jahren, die ich mit dieser Coachingmethode arbeite, immer wieder beobachte, ist, dass von Schilddrüsenfunktionsstörungen Betroffene oftmals in ihrem Denken und ihren Emotionen festgefahren sind, sich in einem Leben eingerichtet haben, das sie selbst wenig begeistert oder von dem sie denken, nichts daran ändern zu können. Sie haben wenig Lebensenergie, Neugierde und Freude. In einem sehr extremen Fall kam eine Patientin aufgrund einer Schilddrüsenfehlfunktion zu mir, die zwei Hörgeräte trug und schon jahrelang einen quälenden Tinnitus hatte. Sie war sehr sensibel. Als ich sie zu einem weiteren Schritt coachen wollte, saß sie immer wieder kopfschüttelnd vor mir und konnte überhaupt nicht verstehen, was ihr das bringen sollte. Was ich zu ihr sagte, drang nicht zu ihrer Seele vor. Sie hatte Design studiert und war ein großartiger, kreativer Geist. Doch sie lebte dieses Talent nur sehr begrenzt mit kleinen Aufträgen aus, ansonsten hielt sie sich mit Dateneingabe- und Verkaufsjobs über Wasser. Leider ließ sie sich nur bis zu einem bestimmten Punkt von mir begleiten. Vor Kurzem erreichte mich die Nachricht, dass ihr Gehirntumor, der vor wenigen Monaten erfolgreich operiert worden war, wieder zurückgekehrt ist. Ihr Leben ist ein großes Krankheitsdrama.

Jeder von uns hat »blinde Flecken«, die er nicht selbst beleuchten kann. Die Eigenwahrnehmung ist eine andere als die Wahrnehmung eines Außenstehenden. Genau hier kommen Coaches ins Spiel, um eine 360-Grad-Wahrnehmung zu erreichen und zusammen ein Team für Erfolg und neue Wege zu bilden. Meine Erfahrung ist, dass wir alle in unserem Leben immer wieder an Punkte gelangen, an denen wir nur noch einen Weg oder manchmal auch gar keine Lösung mehr sehen. Bei meiner österreichischen Klientin habe ich als Coach gesehen, dass ihre Liebe zu den Farben und dem Malen ihr Lebenselixier ist. Der Vorhang musste aber erst aufgezogen, der Zugang dazu neu erforscht, der Blick darauf gerichtet werden, um sie ins Rampenlicht ihrer Lebensbühne zu bringen. Allein schaffen wir das in der Regel nicht.

Ein Coach zeichnet sich dadurch aus, dass er mehr als alle anderen und Sie selbst an Sie glaubt und Ihr innerstes Wesen erkennt. In diesem Sinne wünsche ich Ihnen weise Begleitung auf Ihrem Weg zurück zu Ihrer Gesundheit und ein außerordentlich schönes und buntes Leben. Lassen Sie sich und Ihr Leben vor Energie und Begeisterung sprühen!

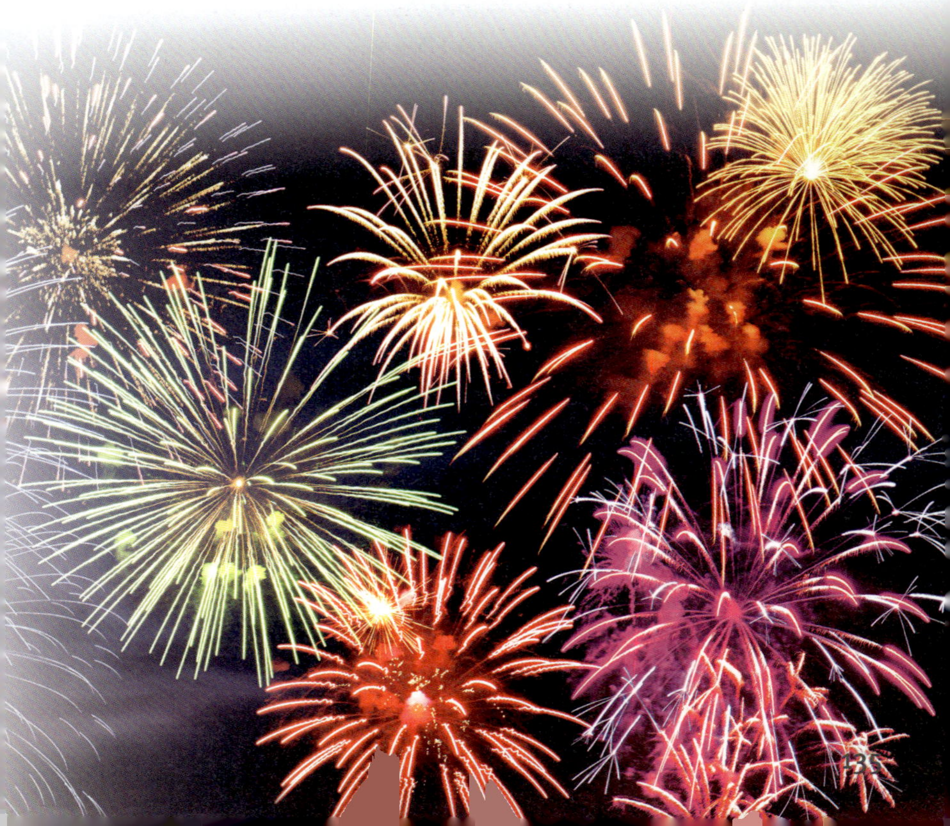

NACHWORT

Danken Sie an dieser Stelle Ihrer Schilddrüse! Nehmen Sie sie liebevoll in Ihre Hände. Sie will Ihnen Wege ganzheitlicher Heilung und ein neues, energievolleres und für Sie passenderes Leben zeigen. Verlassen Sie den Kampf gegen sich selbst, und richten Sie den Blick auf das, wofür es sich in Ihrem Leben lohnt, zu kämpfen. Entscheiden Sie sich bewusst dazu, aus der Dramatisierung Ihrer Krankheit und Ihres Lebens auszusteigen. Sie werden überrascht sein, wie viel Freude, Lachen und Glück auf Sie warten. Ich wünsche Ihnen von ganzem Herzen, dass Sie erkennen, wer Sie sind und wie Sie einen authentischen Selbstausdruck in Ihr Leben integrieren können. Stellen Sie sich die Fragen: »Welche Maske muss dafür fallen?«, »In welchem Bereich will ich mir nicht länger etwas vormachen?«, »Was entspricht meinem innersten Wesen?« Sie haben sich vertrauensvoll von mir an die Hand nehmen lassen. Gehen Sie nun beschwingt diesen Weg weiter. Übernehmen Sie die Verantwortung für Ihr Leben und Ihr Glück!

In Liebe wünsche ich Ihnen allen Erfolg und freue mich, von Ihren Erfahrungen zu hören und zu lesen.

Sabine Hauswald

Über die Autorin

Sabine Hauswald, Jahrgang 1966, wirkte lange Jahre als Physiotherapeutin mit manueller Therapie, Lymphdrainage, Meridianmassagen und Energiearbeit in eigener Praxis in München. Als Heilpraktikerin integriert sie seit vielen Jahren insbesondere die Traditionelle Europäische und die astrologische Medizin in ihre Behandlungen. Seit 2013 begleitet sie ihre Klienten zudem mit transformativem Gesundheits- und Leadershipcoaching, um sie ganzheitlich gesunden zu lassen.

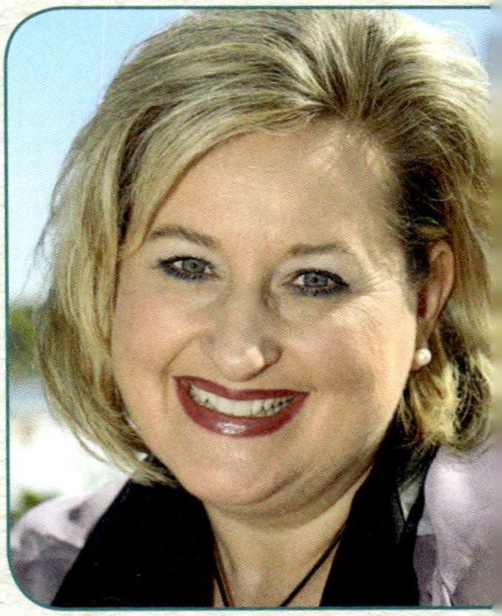

Als Expertin für die Schilddrüse, das Hormonsystem und die biologische Medizin betreut sie ihre Klienten mit viel Herzblut und einer Kombination aus eigener Erfahrung und dem aktuell geltenden Wissensstand der Forschung. Ihre Bücher sind in mehreren europäischen Sprachen erschienen. Sabine Hauswald hält im deutschsprachigen Raum Vorträge und gibt Seminare sowie Workshops für Interessierte, Patienten und Kollegen.

Ihr jüngstes Projekt ist die Gründung von AURANUM, einem kooperativen, integrativen Gesundheitszentrum, zusammen mit zwei Partnern in Herrsching am Ammersee. Seit Juni 2019 lebt und wirkt sie dort in neuen Räumlichkeiten, auch, um Klienten umfänglich bei einer Kur zu begleiten.

www.sabinehauswald.de

Wertvolle Adressen/Kooperationspartner

Markt-Apotheke Greiff e. K.
Marktplatz 36
94094 Rotthalmünster
Tel.: 08533 / 9193-10
Fax: 08533 / 9193-129
marktapo.greiff@apotheke.de
www.marktapotheke-greiff.de
(Eigenherstellung von bioidentischen Hormonpräparaten, Schilddrüsenbalsamen, transdermalem Magnesiumgel, Bitterelixier)

Burgapotheke
Apotheker Uwe-Bernd Rose e. Kfm.
Frankfurter Straße 7
61462 Königsstein im Taunus
Tel.: 06174 / 9929-610
Fax: 06174 / 9929-692
www.apotheke-koenigstein-app.de
(Rezepturapotheke für komplemetärmedizinische Onkologie und biologische Medizin)

Bahnhof-Apotheke
Apotheker Dietmar Wolz
Bahnhofstr. 12
87435 Kempten
Tel.: 0831 / 52266-11
Fax: 0831 / 52266-26
www.bahnhof-apotheke.de
(Bezugs- und Bestelladresse für Wickel & Co.-Produkte, Original Stadelmann®-Aromaölmischungen)

Labor Pachmann
Dr. med. U. Pachmann
Kurpromenade 2
95448 Bayreuth
Tel.: 0921 / 850200
mail@laborpachmann.de
www.laborpachmann.de
(Speziallabor für Krebs und zirkulierende Tumorzellen, maintrac-Methode, Überwachung von Krebs-Therapiemaßnahmen, Testung der Wirkfähigkeit von Chemotherapeutika/biologischen Krebsmitteln wie Vitamin C, Curcumin, Resveratrol u. a. vor Behandlungsbeginn)

Lab4more GmbH

Augustenstr. 10
80333 München
Tel.: 089 / 54 32 17 0
Fax: 089 / 54 32 17 55
info@lab4more.de
www.lab4more.de
(Labor für Komplementärmedizin, Speziallaboranalysen zu Neurostress, Hormonen, Cortisoltagesprofil)

Kornkammer

Bernd Uhl
Schönbichlstr. 88 a
82211 Herrsching am Ammersee
Tel.: 08152 / 7940321
Mobil: 0157 76065188
info@kornkammer-bio.de
www.kornkammer-bio.de
(Yogana-Produkte, Chaga-Heilpilz, Bestellung im Online-Shop, persönliche Beratung telefonisch oder nach Vereinbarung vor Ort)

Wickel & Co.

Schwanden 8
87466 Oy-Mittelberg/Petersthal
Tel.: 08376 / 9769466
Fax: 08376 / 9769490
info@wickel-co.de
www.wickel-co.de
(Herstellung hochwertiger natürlicher Wickel- und Auflagenprodukte, Heilwolle, Baumwollvliese)

Kräuterparadies Wilhelm Lindig (»Kräuter- und Wurzelsepp«)

Blumenstr. 15
80331 München
Tel.: 089 / 2657726
Fax: 089 / 2326857
lindig@phytofit.de
www.phytofit.de
(sehr gute Bezugsquelle für Kräuter, u. a. Schafgarbe für den Leberwickel, Internetbestellung und Versand möglich)

Literatur- und Quellenverzeichnis

Bücher

Allgeier, Riki; Amann, Max: Der himmlische Heilpflanzenführer. Bacopa, Schiedlberg 2017

Bachmann, Dr. med. Robert M.; Schleinkofer, German M.: Natürlich gesund mit Kneipp. 4., überarbeitete Auflage. TRIAS, Stuttgart 2012

Eckert, Dr. med. Achim: Das Tao der Akupressur und Akupunktur – Die Psychosomatik der Punkte. Haug, Stuttgart 2009

Gerz, Wolfgang; Schlett, Dr. med. Siegfried: »Ganzheitliche Therapie bei Störungen der Schilddrüsenfunktion«. In: Klösterl-Infoportal

Glebe, Klaus: Der geheimnisvolle Chaga-Pilz. Selbstpublikation

Hauswald, Sabine: Auch Männer haben Hormone. Schirner, Darmstadt 2018

Hauswald, Sabine: Hormone bewegen mein Leben. Schirner, Darmstadt 2018

Hauswald, Sabine: Die Schilddrüse – Funktionsstörungen ganzheitlich begegnen. Schirner, Darmstadt 2018

Hoffmann, Kyra; Kauffmann, Sascha: Jod – Schlüssel zur Gesundheit. systemed, Lünen 2016

Kalbermatten, Roger: Wesen und Signaturen der Heilpflanzen. AT, Aarau 2008

Katanic, Barbara: Pharmazeutisches Formularium der Hormontherapie mit natürlichem Schilddrüsenextrakt. Weltapotheke 2017

Kleine, Bernhard; Rossmanith, Winfried: Hormone und Hormonsystem – Lehrbuch der Endokrinologie. Springer Spektrum, Berlin/Heidelberg 2014

Madejsky, Margret: Lexikon der Frauenkräuter. AT, Baden/München 2008

Matejka, Rainer: Ausleitende Therapieverfahren. Elsevier, Amsterdam 2009

Noveille, Agatha: Alles über Adaptogene. Kopp, Rottenburg 2018

Rieger, Dr. med. Berndt: Die Schilddrüsen-Massage. nymphenburger, München 2016

Rieger, Dr. med. Berndt: Hashimoto Healing. mvg, München 2016

Rieger, Dr. med. Berndt: Basedow Healing. mvg, München 2018

Sage, Martin: Lebe Deinen Traum. Sokrates, München 2017

Schmitt-Homm, Rüdiger; Homm, Simone: Handbuch Anti-Aging und Prävention. 2., verbesserte Auflage. VAK, Hinterzarten 2014

Tulipan, Julia: Darm S.O.S. – Leaky Gut. Der durchlässige Darm. Julia Tulipan 2014

Uhlemayer, Ursula; Wolz, Dietmar: Wickel und Auflage. Deutscher Apotheker Verlag, Stuttgart 2015

Ursinus, Lothar: Mein Blut sagt mir … – Labor ganzheitlich. Schirner, Darmstadt 2015

William, Anthony: Heile Deine Schilddrüse. Arkana, München 2018
Wolfe, David: Chaga – König der Heilpilze. Goldmann, München 2014

Wissenschaftliche Veröffentlichungen

Amalraj, A. et al.: Journal of Medicinal Food 2017 zu Cureit® (Kurkumapräparat)
Pachmann, K.: Current and potential use of MAINTRAC method for cancer diagnosis and prediction of metastasis. Expert Rev. Mol. Diagn. 15, 597-605 (2015). DOI/: 10.1586/14737159.2015.1032260
Lutgendorff, F. et al.: Probiotics modulate mast cells degranulation and reduce stress-induced barrier dysfunction in vitro. In Defending the Barrier (Utrecht University, thesis)
Van Hemert, S. et al.: Clinical studies evaluating effects of probiotics on parameters of intestinal barrier function. Advances in Microbiology 2013;3;212-221
Fasano, A.: Zonulin and its regulation of intestinal barrier function: the biological door to inflammation, autoimmunity, and cancer. Physiol Rev 2011;91;151-75

Links

www.omni-biotic.com/de/blog/ernaehrung-und-mikrobiom/
www.vitamine-ratgeber.com/weitere-vitalstoffe/coenzym-q10/
www.bunkahle.com/Kraeuter/Pflanzenbeschreibungen/Brahmi-kleines_Fettblatt.pdf
www.natura-naturans.de/naturheilkonzepte-therapietipps/problemherd-schilddruese
www.natura-naturans.de/phytotherapie/wolfstrapp-sanftes-regulans-bei-schilddruesenleiden
www.natura-naturans.de/naturheilkonzepte-therapietipps/ingwer-und-der-nierenwickel

DVD

Natura Naturans: Symposium zur Schilddrüsen-Gesundheit 2013
Natura Naturans: Madejsky, Margret: Wenn die Hormone verrückt spielen

SANFTE WEGE ZU EINEM HARMONISCHEN

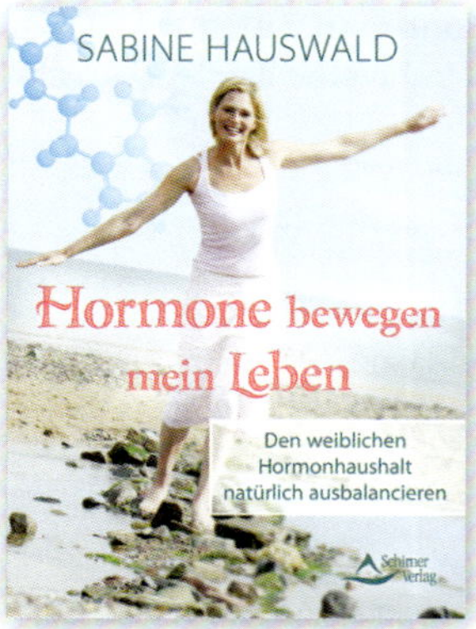

Sabine Hauswald:
Hormone bewegen mein Leben
Den weiblichen Hormonhaushalt natürlich ausbalancieren

256 Seiten
ISBN: 978-3-8434-1303-9

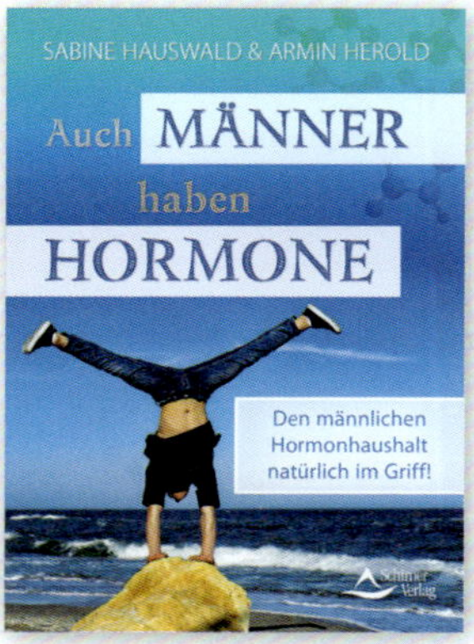

Sabine Hauswald & Armin Herold:
Auch Männer haben Hormone
Den männlichen Hormonhaushalt natürlich im Griff!

240 Seiten
ISBN: 978-3-8434-1329-9

HORMONHAUSHALT

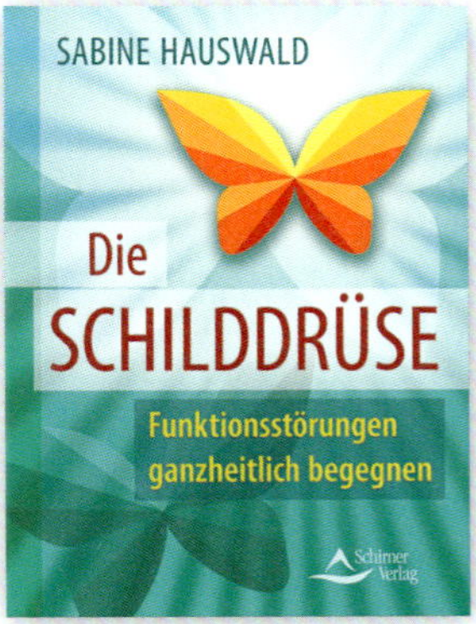

Sabine Hauswald:
Die Schilddrüse
Funktionsstörungen ganzheitlich begegnen

248 Seiten
ISBN: 978-3-8434-1255-1

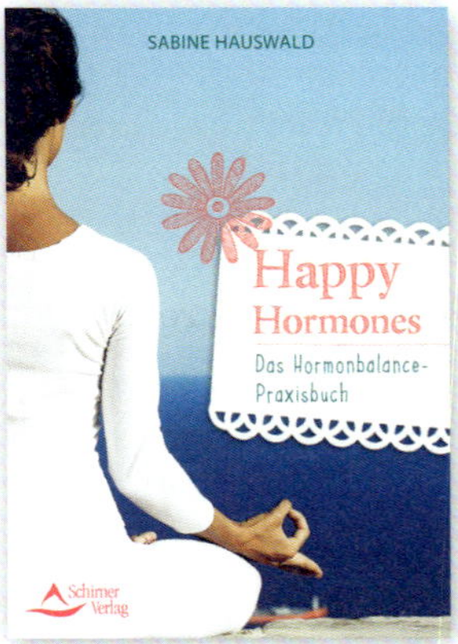

Sabine Hauswald:
Happy Hormones
Das Hormonbalance-Praxisbuch

256 Seiten
ISBN: 978-3-8434-1365-7

Bildnachweis

Übungsfotos:

Fotografen: Nicolas Wegmann (S. 49–51, 58–62, 67–69, 75–85, 99), Alex Hauswald (S. 75)
Models: Patrizia Lo Vaglio (S. 50, 58, 59, 60, 62, 67, 68, 69), Kathy Xander (S. 49, 51, 99), Bernd Uhl (S. 81, 84, 85), Angelika Hauswald (S. 79, 80)

Bilder von der Bilddatenbank www.shutterstock.com:

Layoutelemente: Schmetterling: # 291211643 (© schiva), Kreise: # 132782366 (© Artishok), Papierhintergrund: # 130557848 (© Flas100)
S. 7: # 1166359159 (© jan j. photography), S. 8: # 1028135845 (© LedyX), S. 10/11: # 1126007870 (© Serhii Brovko), S. 12: # 1162390174 (© Don Pablo), S. 15: # 1095213614 (© Cristina Conti), S. 20: # 1394327393 (© Lipatova Maryna), S. 23: # 1465442099 (© CGN089), S. 25: # 665453482 (© Karan Bunjean), S. 27: # 1223660743 (© Sakurra), S. 29: # 1452551738 (© Anna Fomina), S. 32: # 90779018 (© Sunny Forest), S. 35 links: 174826016 (© Peter Hermes Furian), rechts: # 442492951 (© Designua), S. 38/39: # 760725319 (© JHVEPhoto), S. 40: # 582394888 (© KieferPix), S. 44/45: # 223772914 (© Marius Pirvu), S. 46: # 112711654 (© creativemarc), S. 52: # 403803676 (© LUMIKK555), S. 55: # 128325047 (© rangizzz), S. 70: # 1061489849 (© New Africa), S. 87: # 1179340972 (© Luciano Cosmo), S. 88: # 603815939 (© Vandathai), S. 92: # 256694242 (© Nerthuz), S. 93 oben: 256693333 (© Nerthuz), unten: # 256694821 (© Nerthuz), S. 94: # 746474077 (© Nerthuz), S. 95: # 319877087 (© Nerthuz), S. 96 oben: # 256695604 (© Nerthuz), S. 96/97: # 1429072457 (© Preto Perola), S. 98: # 232583524 (© Sergey Furtaev), S. 101: # 150204812 (© Kekyalyaynen), S. 102: # 675368233 (© solarseven), S. 105: # 1033351186 (© stockfour), S. 107: # 657236170 (© Yevhen Rehulian), S. 108: # 1325026610 (© YARUNIV Studio), S. 111: # 1288760902 (© Zaretsky), S. 113: # 601329209 (© Gaus Alex), S. 114: # 598617149 (© Dejan Dundjerski), S. 116: # 368298041 (© vkuslandia), S. 117: # 523070689 (© bitt24), S. 118: # 1207765144 (© Indian Food Images), S. 119: # 544519273 (© beats1), S. 121: # 721475467 (© JRJfin), S. 122: # 141069886 (© kostrez), S. 123: # 1317340427 (© Luis Echeverri Urrea), S. 124: # 240393556 (© Nikki Zalewski), S. 127: # 767943955 (© LedyX), S. 128: # 517874557 (© Phonlamai Photo), S. 130: # 615561296 (© everst), S. 135: # 540010621 (© Triff)